实用护理技术操作与临床应用

SHIYONG HULI JISHU CAOZUO
YU LINCHUANG YINGYONG

樊 霞 等 主编

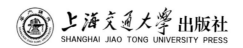

上海交通大学出版社
SHANGHAI JIAO TONG UNIVERSITY PRESS

内容提要

本书首先阐述了临床常用护理实施技术；然后论述了急诊科、血液内科、心胸外科、神经外科、肛肠外科、泌尿外科等各科常见病与多发病的病因病机、临床表现、诊断与鉴别诊断、治疗等，对护理评估、护理诊断、护理措施、健康教育等内容进行了着重的阐述。本书适合各基层医院的临床护理人员阅读使用。

图书在版编目（CIP）数据

实用护理技术操作与临床应用 / 樊霞等主编. --上海 ： 上海交通大学出版社，2021
ISBN 978-7-313-25971-4

Ⅰ. ①实… Ⅱ. ①樊… Ⅲ. ①护理学 Ⅳ. ①R47

中国版本图书馆CIP数据核字（2021）第251398号

实用护理技术操作与临床应用
SHIYONG HULI JISHU CAOZUO YU LINCHUANG YINGYONG

主　　编：樊　霞　等

出版发行：上海交通大学出版社　　　　　地　　址：上海市番禺路951号

邮政编码：200030　　　　　　　　　　　电　　话：021-64071208

印　　制：广东虎彩云印刷有限公司

开　　本：710mm×1000mm 1/16　　　　经　　销：全国新华书店

字　　数：213千字　　　　　　　　　　印　　张：12.25

版　　次：2023年1月第1版　　　　　　　插　　页：2

书　　号：ISBN 978-7-313-25971-4　　　印　　次：2023年1月第1次印刷

定　　价：128.00元

编委会

◎ 主 编

樊　霞　黄校斐　关丹妮　张丽伟

张　娟

◎ 副主编

岳　佩　吴元琴　甘　泉　韩红军

夏艳丽　宋杏花　闫爱红　张　婧

◎ 编　委（按姓氏笔画排序）

甘　泉　刘小芳　闫爱红　关丹妮

吴元琴　宋杏花　张　娟　张　婧

张志艳　张丽伟　岳　佩　赵　月

骆素梅　夏艳丽　黄校斐　彭芳蕊

韩红军　樊　霞

随着国民生活水平的提高,科学技术的飞速发展和医学科学的不断进步,护理学科的内涵也在不断扩展,新观点、新技术和新方法不断涌现,护理学也已发展成为一级学科。

中国医疗体制改革的深入推进,为护理事业的发展带来了新的机遇和挑战,护理工作要始终坚持"以患者为中心,以患者满意"为目标,用优质的护理满足人民群众多样化、多层次的健康服务需求,这就对广大护理工作者提出了更高的要求。在临床中,护理工作与患者接触最密切、最广泛。从患者门诊就医,到入院指导、手术治疗、康复训练、健康教育、心理疏导,直到患者出院,护理工作贯穿全程,其质量优劣直接影响患者的满意度。因此,护理工作者不仅要掌握扎实的医学护理基础知识、熟练的专业技能和规范的技术操作,还要用较高的专业水平和职业素养来体现护理的价值和作用。

本书首先阐述了临床常用护理实施技术;然后论述了急诊科、血液内科、心胸外科、神经外科、肛肠外科、泌尿外科等各科常见病与多发病的病因病机、临床表现、诊断与鉴别诊断、治疗等,对护理评估、护理诊断、护理措施、健康教育等内容进行了着重的阐述。本书临床实用性强,是一本不可多得的临床护理实践参考书籍,适合各基层医院的临床护理人员阅读使用。

本书在编写过程中,虽然力求完美,但由于认识水平和知识面有限,书中存在的错误及疏漏之处,恳请各位读者批评指正。

《实用护理技术操作与临床应用》编委会
2021 年 9 月

目 录

第一章　临床常用护理实施技术

第一节　心肺复苏术

心肺复苏(cardiopulmonary resuscitation,CPR)术是针对心搏、呼吸停止所采取的抢救措施,即应用胸外按压形成暂时的人工循环并恢复心脏自主搏动和血液循环,用人工呼吸代替自主呼吸并恢复自主呼吸,达到恢复自主循环和挽救生命的目的。

一、适应证

心搏、呼吸停止的患者。

二、操作过程

心肺复苏的基本程序是"C、A、B",分别指胸外按压、开放气道、人工呼吸。

(一)快速识别和判断心搏骤停

在环境安全情况下,轻拍或摇动患者双肩,大声呼叫:"喂,你怎么了?",以判断患者有无反应,同时快速检查有无有效呼吸,应在10秒内完成。

(二)启动急救反应系统

如果患者没有反应、无有效呼吸,应立即呼救,启动急救反应系统,在院外拨打"120",院内应呼叫其他医护人员,尽快获取除颤仪及抢救物品、药品,并组成抢救团队。

(三)循环支持(circulation,C)

1.判断大动脉搏动

成人检查颈动脉的搏动,方法是使用2个或3个手指找到气管,将手指滑到气管和颈侧肌肉之间的沟内即可触及,触摸时间至少5秒,但不超过10秒。儿童和婴儿可检查其肱动脉或股动脉。如果触摸不到动脉搏动,应立即进行胸外按压。

2.胸外按压

成人按压部位在胸部正中,胸骨的中下部位,两乳头连线之间的胸骨处。操作者在患者一侧,一只手的掌根部放在两乳头连线的胸骨处,另外一只手叠加在其上,两手手指交叉紧紧相扣,手指尽量向上,避免触及胸壁和肋骨,减少按压时发生肋骨骨折的可能性。按压者身体稍前倾,双肩在患者胸骨正上方,双臂绷紧伸直,按压时以髋关节为支点,应用上半身的力量垂直向下用力快速按压。按压频率在每分钟100~120次,胸骨下陷至少5 cm,胸骨下压时间及放松时间基本相等,放松时应保证胸廓充分回弹,尽量减少对胸壁施加残余压力,但手掌根部不能离开胸壁。尽量减少胸外按压间断,或尽可能将中断控制在10秒以内。婴儿按压部位在两乳头连线之间的胸骨处稍下方。8岁以下儿童患者按压深度至少达到胸廓前后径的1/3,婴儿大约4 cm,儿童大约为5 cm。成人心肺复苏,不论是单人还是双人CPR,胸外按压/通气比例均为30:2。单人儿童和婴儿CPR亦如此,但双人CPR时,儿童和婴儿的胸外按压与通气比例为15:2。

(四)开放气道(airway,A)

1.仰头抬额(颌)法

方法是将一只手的小鱼际置于患者前额,使头部后仰,另一只手的示指与中指置于下颌角处,抬起下颏(颌)。注意手指勿用力压迫下颌部软组织,防止造成气道梗阻。

2.托颌法

操作者站在患者头部,肘部可支撑在患者躺的平面上,双手分别放置在患者头部两侧,拇指放在下颏处,其余四指握紧下颌角,用力向上托起下颌,如果患者紧闭双唇,可用拇指把口唇分开。

(五)人工呼吸(breathing,B)

每次通气应在1秒以上,通气量使胸廓轻微起伏即可。如果患者有自主循环存在,但需要呼吸支持,人工呼吸的频率为 10～12 次/分,即每 5～6 秒给予人工呼吸 1 次。婴儿和儿童人工呼吸的频率为 12～20 次/分,每 3～5 秒给予通气 1 次。没有自主循环存在时,已建立高级气道者,人工呼吸的频率为 8～10 次/分,即每 6～8 秒给予人工呼吸 1 次。

(六)心肺复苏效果的判断

复苏有效时,可见瞳孔由散大开始回缩,面色由发绀转为红润,颈动脉搏动恢复,患者有眼球活动,睫毛反射与对光反射出现,甚至手脚开始抽动,自主呼吸出现等表现。

三、注意事项

(一)高质量的心肺复苏

按压频率为每分钟 100～120 次(15～18 秒按压 30 次),按压深度至少 5 cm,保证胸廓充分回弹,尽量减少中断,避免过度通气。

(二)按压者的更换

多个复苏者时,可每 2 分钟换一位按压者,换人操作时间应在 5 秒内完成,以减少胸部按压间断的时间。

第二节　气管插管术

气管插管术是指将气管导管经口或鼻插入气管内以建立有效气道的技术。其目的是保持气道的畅通;便于呼吸道管理及进行辅助或控制呼吸;清除呼吸道分泌物或异物;解除上呼吸道阻塞,减少气道阻力及无效腔;防止胃内容物、血液及分泌物导致的误吸;提供复苏药物的给药途径。

根据插管时是否用喉镜显露声门,分为经口明视插管术和经鼻插管术。临床急救中最常用的是经口明视插管术。

一、适应证

(1)呼吸、心搏骤停行心肺复苏者。

(2)呼吸衰竭需行有创机械通气者。

(3)气道梗阻者。

(4)气道分泌物不能自行咳出而需直接清除或吸出气管内痰液者。

二、禁忌证

气管插管没有绝对的禁忌证,但当患者有下列情况时应考虑慎重操作。

(1)喉头水肿、气道炎症、咽喉部血肿、脓肿。

(2)胸主动脉瘤压迫或侵犯气管壁。

(3)颈椎骨折或脱位。

(4)严重出血倾向。

(5)面部骨折。

三、操作前护理

(一)患者准备

取仰卧位,头后仰,使口、咽、气管呈一条直线,喉头暴露不好,可在肩背部或颈部垫一小枕,使头尽量后仰。插管前使用简易呼吸器给予患者吸氧数分钟,以免因插管费时而加重缺氧。检查患者牙齿是否松动或有无义齿,如有义齿应事先取出并妥善保存。

(二)物品准备

气管导管、喉镜、气管导管芯、牙垫、注射器、吸痰管、吸引器、呼吸面罩及呼吸气囊、开口器等。气管导管:多采用带气囊的导管,婴幼儿选用无气囊导管。喉镜:有成人、儿童、幼儿3种规格;镜片有直、弯2种类型,常用弯形片,因其在暴露声门时不必挑起会厌,可减少对迷走神经的刺激。检查所需物品是否齐全、性能是否良好,如喉镜光源、导管气囊等。

(三)用药准备

根据医嘱使用镇静药、肌松剂或局部麻醉剂。

四、操作过程

(1)体位:将患者安置于仰卧位,头后仰,充分开放气道。

(2)准备导管:将管芯插入气管导管内并确保管芯位于导管前端开口1 cm处。

(3)暴露声门:操作者右手拇指推开患者的下唇和下颌,示指抵住上门齿,使嘴张开。左手持咽喉镜,从右嘴角置入,将舌体推向左侧,此时可见到腭垂(此为声门暴露的第1个标志)。顺舌背将喉镜前进至舌根,即可看到会厌的边缘(此为声门暴露的第2个标志),看到会厌边缘后,可继续稍做深入,使喉镜片前端置于会厌与舌根交界处,上提喉镜即可看到声门。操作过程中应注意以左手腕为支撑点,而不能以上门齿作为支撑点。

(4)清理气道,插入导管使用吸痰管充分吸引视野处分泌物。操作者右手持气管导管,对准声门,在吸气末(声门开放时),轻柔地插入导管过声门1 cm左右,迅速拔除管芯,导管继续旋转深入气管,深度为成人 4～6 cm,小儿 2～3 cm。

(5)判断导管位置,安置牙垫,退出喉镜。连接简易呼吸器进行通气,观察胸廓有无起伏,同时听诊两肺呼吸音是否对称,确定插管是否成功。有条件可应用二氧化碳浓度量化波形图判断。

(6)固定导管,封闭气道用长胶布妥善固定导管和牙垫。将气管导管囊内充气,一般需注入 5～10 mL 气体。

(7)连接人工通气装置。

五、操作后护理

(一)气管插管的护理

随时了解气管导管的位置及固定情况,防止气管导管脱出。保持气管导管通畅,及时吸出口腔及导管中的分泌物。按时给予雾化吸入,保持气道内的湿润。

(二)病情观察

严密观察患者生命体征、血氧饱和度及两侧胸廓起伏等变化。

六、注意事项

(1)插管前使用简易呼吸器给予患者吸氧数分钟,以免因插管费时而加重缺氧。

(2)根据患者的性别、体重、身高等因素选择合适型号的气管导管,男性患者一般选用 7.5～8.5 mm 导管,女性患者一般选用 7～8 mm 导管。小儿气管导管内径的选择,可利用公式做出初步估计:导管内径 ID(mm)＝4＋(年龄÷4)。

(3)插管时,动作轻柔、准确,以防造成损伤。

(4)确定气管导管插入深度,自门齿起计算,通常男性 22～24 cm,女性20～22 cm。气管导管顶端距气管隆嵴大约 2 cm。

第三节 鼻 饲 术

一、鼻饲目的

对不能由口进食者或者拒绝进食者,提供足够的热量和蛋白质等多种营养素和药物,以满足其对营养和治疗的需求。

二、操作流程

(一)评估

(1)患者的病情及治疗情况,是否能承受插入导管的刺激。

(2)患者的心理状态与合作程度,既往是否接受过类似的治疗,是否紧张,是否了解插管的目的,是否愿意配合和明确如何配合插管。

(3)患者鼻腔黏膜有无肿胀、炎症,有无鼻中隔偏曲,有无鼻息肉等。

(二)操作

(1)清洁鼻孔,戴手套,测量插管长度(自前额发际到剑突的长度),必要时以胶布粘贴做标记,相当于 45~55 cm。

(2)润滑胃管前段,左手托住胃管,右手持胃管前端,沿一侧鼻孔缓缓插入,到咽喉部时(约 15 cm),嘱患者做吞咽动作,同时将胃管送下至所需长度,暂用胶布固定于鼻翼处。

(3)抽吸胃液,若有胃液证实胃管是在胃中,将胃管用胶布固定于面颊部。

(4)注入少量温水,再注入流质,注毕以少量温水冲洗胃管,提起胃管末端使水进入胃内。

(5)折胃管开口端,用纱布包好,夹子夹紧,再用别针固定于枕旁。

(三)为昏迷患者插胃管

插管前应先撤去枕头,头向后仰,可避免胃管误入气管,当胃管插入15 cm时,将患者头部托起,使下颌靠近胸骨柄,以增大咽喉部通道的弧度,便于胃管顺利通过会厌部缓缓插入胃管至预定长度。

(四)确认胃管在胃内的方法

(1)连接注射器于胃管末端进行抽吸,抽出胃液。

(2)置听诊器于患者胃部,快速经胃管向胃内注入 10 mL 空气,能听到气过水声。

(3)将胃管末端置于盛水的治疗碗内,无气泡逸出。

三、并发症的预防及处理流程

(一)腹泻、腹痛

腹泻患者大便次数增多,部分呈水样便,肠鸣音亢进,部分患者有腹痛。

1.处理

(1)及时清理,保持肛周皮肤清洁干燥。

(2)腹泻严重者,遵医嘱应用止泻药物,必要时停用。

(3)菌群失调患者,可口服乳酸菌制剂。

2.预防

(1)鼻饲液现用现配,配制过程中防止污染。

(2)营养液浓度适宜,灌注的速度不能太快,温度以 37～42 ℃最为适宜。

(二)胃食管反流

胃潴留腹胀,鼻饲液输注前抽吸胃液可见潴留量＞150 mL,严重者可引起胃食管反流。

1.处理

(1)鼻饲前常规检查胃潴留量,＞150 mL 时应暂停鼻饲。

(2)协助患者进行腹部环形按摩,促进肠蠕动。

(3)胃潴留的重病患者,遵医嘱给予甲氧氯普胺,加速胃排空。

2.预防

(1)每次鼻饲量不超过 200 mL,间隔时间不少于 2 小时。

(2)鼓励患者在床上及床边活动,促进胃肠功能恢复。

(3)进行腹部环形按摩,促进肠蠕动。

(4)鼻饲前常规检查胃潴留量,＞150 mL 时应暂停鼻饲。

(三)血压下降、休克

胃出血胃管内可抽出少量鲜血,出血量较多时,患者排柏油样便,严重者血压下降,脉搏细速,出现休克。

1.处理

(1)出血量小者,可暂停鼻饲,密切观察出血量。

(2)出血量大者,可用冰盐水洗胃,减轻出血。

2.预防

(1)鼻饲前抽吸力量避免过大,以免损伤胃黏膜引起出血。

(2)胃管位置适当,固定牢固,躁动不安的患者遵医嘱适当使用镇静剂。

(四)呛咳、气喘、呼吸困难

胃食管反流、误吸会导致在鼻饲过程中出现呛咳、气喘、心动过速、呼吸困难的症状,严重者肺内可闻及湿啰音和水泡音。

1.处理

(1)出现反流误吸,立即帮助患者清除误吸物,必要时进行吸引。

(2)告知医师,根据误吸程度进行对症处理。

2.预防

(1)鼻饲时床头应抬高,避免反流误吸。

(2)选用管径适宜的胃管,匀速注入。

(3)管饲前后半小时应禁止翻身叩背,以免胃受机械性刺激而引起反流。

(4)管饲前应吸净气管内痰液,以免吸痰时腹内压增高引起反流。

四、注意事项

(1)插管动作应轻稳,特别是在通过食管3个狭窄处时。

(2)须经鼻饲管使用药物时,应将药片研碎,溶解后再灌入。

(3)每次鼻饲量不超过200 mL,间隔时间不少于2小时,温度39~41 ℃。

(4)长期鼻饲者,应每天进行口腔护理,胃管应每周更换(晚上拔出),第2天清晨再由另一鼻孔插入。

第四节 洗 胃 术

一、适应证

一般在服毒后6小时内洗胃效果最好。但当服毒量大、所服毒物吸收后可经胃排出,即使超过6小时,多数情况下仍需洗胃。对昏迷、惊厥患者洗胃时应注意保护呼吸道,避免发生误吸。

二、禁忌证

(1)腐蚀性毒物中毒。

(2)正在抽搐、大量呕血者。

(3)原有食管胃底静脉曲张或上消化道大出血病史者。

三、洗胃液的选择

对不明原因的中毒应选用清水或生理盐水洗胃,如已知毒物种类,则按医嘱选用特殊洗胃液。

(一)胃黏膜保护剂

对吞服腐蚀性毒物者,可用牛奶、蛋清、米汤、植物油等保护胃肠黏膜。

(二)溶剂

脂溶性毒物(如汽油、煤油等)中毒时,可先口服或胃管内注入液状石蜡150~200 mL,使其溶解而不被吸收,然后进行洗胃。

(三)吸附剂

活性炭是强力吸附剂,能吸附多种毒物。但不能很好吸附乙醇、铁等毒物。因活性炭的效用有时间依赖性,因此应在中毒 60 分钟内给予活性炭。活性炭结合是一种饱和过程,需要应用超过毒物的足量活性炭来吸附毒物,应注意按医嘱保证给予所需的量。首次 1~2 g/kg,加水 200 mL,可口服或经胃管注入,2~4 小时重复应用 0.5~1 g/kg,直至症状改善。

(四)解毒剂

可通过与体内存留的毒物发生中和、氧化、沉淀等化学反应,改变毒物的理化性质,使毒物失去毒性。

(五)中和剂

对吞服强腐蚀性毒物的患者,可服用中和剂中和,如吞服强酸时可用弱碱类物质(如镁乳、氢氧化铝凝胶等)中和,不要用碳酸氢钠,因其遇酸可生成二氧化碳,使胃膨胀,造成胃穿孔的危险。强碱可用弱酸类物质(如食醋、果汁等)中和。

(六)沉淀剂

有些化合物可与毒物作用,生成溶解度低、毒性小的物质,因而可用作洗胃剂。乳酸钙或葡萄糖酸钙与氟化物或草酸盐作用,可生成氟化钙或草酸钙沉淀;生理盐水与硝酸银作用生成氯化银沉淀;2%~5%硫酸钠可与可溶性钡盐生成不溶性硫酸钡沉淀。

四、洗胃的护理

(1)严格掌握洗胃的适应证、禁忌证。

(2)解释洗胃的目的、必要性和并发症,使患者或家属知情同意并签字。

(3)取头低脚高左侧卧位。

(4)置入胃管的长度:由鼻尖经耳垂至胸骨剑突的距离,一般为 50～55 cm。

(5)中毒物质不明时,应选用清水或生理盐水洗胃,强酸、强碱中毒禁忌洗胃。

(6)水温控制在 35 ℃左右,过热可促进局部血液循环,加快吸收;过冷可加速胃蠕动,从而促进毒物排入肠腔。

(7)严格掌握洗胃原则:先出后入、快进快出、出入基本平衡。应留取首次抽吸物标本做毒物鉴定。每次灌洗量为 300～500 mL,一般总量为 25 000～50 000 mL。需要反复灌洗,直至洗出液澄清、无味为止。

(8)严密观察病情,洗胃过程中防止误吸,有出血、窒息、抽搐应立即停止洗胃,通知医师。

(9)拔胃管时,要先将胃管尾部夹住,以免拔胃管过程中管内液体反流入气管内。

(10)洗胃后整理用物,观察并记录洗胃液的量、颜色及患者的反应,同时记录患者的生命体征。严格清洗和消毒洗胃机。

第五节　球囊-面罩通气术

球囊-面罩通气又称简易呼吸器,是指通过面罩与患者连接进行人工通气的简易方法,无需建立人工气道,使用方便,更符合生理状况。

一、适应证

(1)心肺复苏、需行人工呼吸急救的患者。

(2)危重患者转运或临时替代呼吸机的人工通气。

二、禁忌证

(1)中等以上活动性咯血。

（2）颌面部外伤或严重骨折。

（3）大量胸水。

三、操作前护理

（一）患者准备

松解患者衣领，取仰卧、去枕、头后仰体位。检查口鼻腔内有无分泌物，有无义齿。如有分泌物，头偏向一侧，清除口鼻腔内分泌物。如有义齿应事先取出并妥善保存。

（二）物品准备

选择合适的面罩，以便得到最佳使用效果。与供氧装置连接，调节氧流量至氧气储气袋充盈（氧流量 10～15 L/min），如无供氧装置，可暂时用空气替代。

四、操作过程

操作方法分为单人操作法和双人操作法。

（一）单人操作法（EC 手法）

操作者位于患者头部的正后方，采用托颌法开放气道，保持气道通畅。一只手将面罩封闭患者口鼻，用拇指和示指呈"C"形按压面罩，保持面罩的适度密封；中指和无名指放在下颌下缘，小指放在下颌角后面，呈"E"形，保持气道开放状态。用另外一只手均匀地挤压球囊，送气时间为 1 秒以上，每次充气量以见到胸廓起伏为宜，通气间允许胸廓充分回缩与放松。

（二）双人操作法（EC 手法）

由一人固定或按压面罩，方法是操作者分别用双手的拇指和示指呈"C"形按压面罩，保持面罩的适度密封；双手的中指和无名指放在下颌下缘，小指放在下颌角后面，将患者下颌向前拉，畅通气道。由另一个人挤压球囊。

五、操作后护理

（一）病情观察

在使用简易呼吸器过程中密切观察患者通气效果，如胸腹起伏、皮肤颜色、听诊呼吸音、生命体征和血氧饱和度等参数。

（二）物品处理

消毒使用后的球囊-面罩，并检测球囊的性能。

六、注意事项

(一)选择适宜通气量

挤压球囊时应注意潮气量适中,通气量以见到胸廓起伏即可,为 400～600 mL。

(二)选择适当呼吸频率

美国心脏协会 2010 年建议,如果存在脉搏,每 5～6 秒给予 1 次呼吸(每分钟 10～12 次)。如果没有脉搏,使用 30：2 的比例进行按压通气。如果有高级呼吸道,每分钟给予 8～10 次呼吸。如果患者尚有微弱呼吸,应注意尽量在患者吸气时挤压气囊,以保持和患者呼吸的协调。

(三)使用后球囊-面罩处理

球囊-面罩使用后要进行严格的消毒处理,检测球囊的性能后备用。检测具体步骤如下。

1.检测入气情况

按压球囊,堵塞通气阀,球囊迅速回弹,说明入气口通畅。

2.检测储气装置密闭性

堵塞通气阀,按压球囊,球囊不可下压,说明储气装置无漏气。

3.检测通气情况

连接储气袋于通气阀,按压球囊,储气袋充盈,鸭嘴阀开放与闭合方向正确,通气顺畅,表明通气阀通畅,通气方向正确。

4.检测呼气情况

充盈储气袋后,按压储气袋,通气阀瓣膜上下摆动,说明肺内气体可呼出,患者有自主呼吸时气体可排出体外。

5.检测气体补充情况

充盈储气袋,接储气袋于入气阀,按压球囊,储气袋迅速排空,说明当通气不足时,可从储气袋内摄入补充。

6.检测过多气体排出情况

充盈储气袋,接储气袋于入气阀,按压储气袋,储气袋瓣膜上下摆动,说明当通气过量时,可经储气阀排出。

7.检测氧气入口通畅情况

按压球囊排出球囊气体,堵塞空气入气口,球囊缓慢回弹,说明氧气入口通畅,球囊内可获氧气充盈。

第二章　急诊科护理

第一节　食管异物

食管异物是临床常见急症之一,常发生于幼童及老人缺牙者。食管自上而下有4个生理狭窄,食管入口为第一狭窄,异物最常停留在食管入口处。

一、食管异物的常见原因

(1)进食匆忙,食物未经仔细咀嚼而咽下,发生食管异物。

(2)进餐时注意力不集中,大口吞吃混有碎骨的汤饭。

(3)松动的牙齿或义齿脱落或使用义齿咀嚼功能差,口内感觉欠灵敏,易误吞。

(4)小儿磨牙发育不全,食物未充分咀嚼或将物件放在口中玩耍而发生误咽等。

(5)食管本身的疾病,如食管狭窄或食管癌时引起管腔变细。

二、食管异物的临床分级

Ⅰ级:食管壁非穿透性损伤(食管损伤达黏膜、黏膜下层或食管肌层,未穿破食管壁全层),伴少量出血或食管损伤局部感染。

Ⅱ级:食管壁穿透性损伤,伴局限性食管周围炎或纵隔炎,炎症局限且较轻。

Ⅲ级:食管壁穿透性损伤并发严重的胸内感染(如纵隔脓肿、脓胸),累及邻近器官(如气管)或伴脓毒症。

Ⅳ级:濒危出血型,食管穿孔损伤,感染累及主动脉,形成食管-主动脉瘘,发生致命性大出血。

三、食管异物的临床表现

(1)吞咽困难:小异物虽有吞咽困难,但仍能进流质饮食;大异物并发感染可完全不能进食,重者饮水也困难。小儿患者常有流涎症状。

(2)疼痛:异物较小或较圆钝时,常仅有梗阻感。尖锐、棱角异物刺入食管壁疼痛明显,吞咽时疼痛更甚,患者常能指出疼痛部位。

(3)呼吸道症状:异物较大,向前压迫气管后壁时,或异物位置较高,未完全进入食管内压迫喉部时,可有呼吸困难。

(4)食管异物致食管穿破而引起感染者发生食管周围脓肿或脓胸,则可有胸痛、吐脓。损伤血管表现为呕血、黑粪、休克甚至死亡。

四、治疗原则

食管镜下取出异物;有食管穿孔者应禁经口进食、水,采用鼻饲及静脉给予营养;颈深部或纵隔脓肿形成者切开引流;给予足量有效抗生素治疗;对症、支持治疗。

五、急救护理

(一)护理目标

(1)密切观察病情变化,使患者迅速接受治疗,提高救治成功率。

(2)协助患者迅速进入诊疗程序,完善围术期护理。

(3)预防各种并发症,提高救治成功率。

(4)保持呼吸道通畅,增加患者舒适感。

(5)帮助患者及家庭了解食管异物的有关知识。

(二)护理措施

1.密切观察病情变化

Ⅲ级、Ⅳ级食管异物患者病情危重、多变,胸腔、纵隔受累多见,而大血管损伤出血死亡率最高。

(1)给予持续心电、血压监护,密切监视心率和心律的变化。必要时需监测中心静脉压和血氧饱和度,随时观察患者的意识、神志变化。

(2)观察患者疼痛的部位、性质和持续时间,胸段食管异物痛常在胸骨后或背;异物位于食管上段时,疼痛部位常在颈根部或胸骨上窝处,为诊断提供依据。

(3)观察有无呕血,估计出血量。观察大便次数、性质和量。注意肢体温度和湿度、睑结膜、皮肤与甲床色泽,如有异常及时通知医师。

(4)记录 24 小时出入量,病情危重者应记录每小时尿量。

(5)监测体温变化:食管穿孔后伴有局部严重感染,体温是观察、判断治疗效果的重要指标之一,每2小时测量1次。如体温过高应给予物理降温,防止高热惊厥,如出现体温不升,伴血压下降、脉搏细速、面色苍白应警惕有大出血的发生,要及时报告医师。

(6)随时监测电解质,患者有不明原因的腹胀和肌无力要警惕低血钾,结合检查结果及时补钾。

(7)注意全身基础疾病的护理。既往有糖尿病、肝硬化等全身基础疾病者,预后极差。合并糖尿病患者,需监测血糖,维持在正常范围。合并高血压者,加强血压监测。

2.食管异物取出术的围术期护理

(1)患者入院后,详细询问病史,包括时间、吞入异物的种类、异物是否有尖、有无吞咽困难、疼痛部位、有无呛咳史等,以便与气管异物鉴别。及时进行胸片检查,确定异物存留部位,并通知患者禁食,备好手术器械,配合医师及早手术。

(2)注意患者有无疼痛加剧、发热及食管穿孔等并发症的症状。

(3)患者因异物卡入食管,急需手术治疗,常表现为精神紧张、恐惧,应耐心做好解释工作,说明手术的目的、过程,消除患者不良心理,并指导其术中如何配合,避免手术中患者挣扎,使异物不能取出或引起食管黏膜损伤等并发症。

(4)对异物嵌顿时间过长、合并感染、水与电解质紊乱者,首先应用有效的抗生素,静脉补液,给予鼻饲,补充足够的水分与营养,待炎症得到控制,纠正酸碱平衡紊乱后,及时进行食管镜检查和异物取出术。

(5)术前 30 分钟注射阿托品,减少唾液分泌,便于顺利进行手术。将患者送入手术室的同时,应将术前拍摄的胸片送入手术室,为手术医师提供异物存留部位的相关资料,避免手术盲目性。

(6)术后及时向术者了解手术过程是否顺利,异物是否取出,有无残留异物,并注意体温、脉搏、呼吸的变化,严密观察有无颈部皮下气肿、疼痛加剧、进食后呛咳、胸闷等症状。术后若出现颈部皮下气肿,局部疼痛明显或放射至肩背部,X线检查见纵隔气肿等,提示可能存在食管穿孔。

(7)术后禁食 6 小时,如病情稳定,可恢复软质饮食,如有食管黏膜损伤或炎症者,勿进食过早,应禁食48 小时以上,以防引起食管穿孔,对发生穿孔者,应给予鼻饲,同时注意观察钾、钠、氯及非蛋白氮的变化,防止发生或加重水与电解质紊乱,从而加重病情。

3.并发症的护理

(1)食管周围炎的护理:食管周围炎是较常见的并发症,常表现为局部疼痛加重、吞咽困难和发热。应严密观察病情,注意局部疼痛是否加剧,颈部是否肿胀,有无吞咽困难及呼吸困难等,定时测量体温、脉搏、呼吸,体温超过39 ℃者,在给予药物降温的同时,进行物理降温,按时、按量应用抗生素,积极控制炎症,给予鼻饲,加强口腔护理。

(2)食管气管瘘的护理:卧床休息,严密观察病情变化,应用大量有效的抗生素、静脉补液、鼻饲饮食,控制病情发展,避免发生气胸。对发生气胸者,进行胸腔闭式引流术,并严格按胸腔闭式引流术给予常规护理。

(3)食管主动脉瘘的护理:食管主动脉瘘是食管异物最严重的致死性并发症,重应点预防,避免发生。一旦疑为此并发症,应严密观察出血先兆,从主动脉损伤到引起先兆性出血潜伏期一般5天至3周,此期间应注意观察患者有无胸骨后疼痛、不规则低热等症状,同时做好抢救的各种准备工作,根据患者情况,配合医师进行手术治疗。

4.保持呼吸道通畅

食管异物严重并发症多有气道压迫和肺部感染,通气功能往往受到影响,应加强气道管理。

(1)给予半卧位,减轻压迫症状和肺淤血,以利于呼吸。

(2)吸氧:对呼吸困难、低氧血症患者应给予鼻导管或面罩吸氧,并监测血氧饱和度,定时行血气分析。

(3)及时清除气道分泌物:协助患者变换体位,轻拍其背部,鼓励咳嗽,促进呼吸道分泌物排出。对痰液黏稠者,应给予雾化吸入以稀释痰液,以利于咳出,必要时可予以吸痰。

(4)有呼吸困难者,应做好气管插管和气管切开的准备。气管切开后做好气管切开护理,及时有效地吸痰。

5.维持营养和水、电解质平衡

(1)密切观察病情,严格记录出入量,准确分析、判断有无营养缺乏、失水等表现。

(2)做好胃管护理:食管穿孔患者安置胃管最好在食管镜下进行,避免盲目反复下插加重食管损伤。留置胃管者,要保持通畅、固定,防止脱出。管饲饮食要合理搭配,保证足够的热量和蛋白质,适当的微量元素和维生素以促进伤口愈合。管饲的量应满足个体需要,一般每天1 500～3 000 mL,具体应结合输入液量、丢失液量和患者饮食量来确定。

（3）维持静脉通畅：外周静脉穿刺困难者，应给予中心静脉置管，保证液体按计划输入。低位食管穿孔要禁止胃管管饲，可给予静脉高营养或胃造瘘。

（4）若有其他严重的基础疾病，应注意相应的特殊饮食要求，如糖尿病要控制糖的摄入，心脏病和肾脏病需限制钠盐及水分，以免顾此失彼。

6.做好心理护理，适时开展健康教育

由于病情重，病程长，患者往往有不良情绪反应，应关心、爱护患者，多与其交谈，建立良好的护患关系；介绍有关疾病的知识、治疗方法及治疗效果，将检查结果及时告知患者，提高遵医率，消除不良情绪。在与患者交流中应介绍该病的预防知识，以防止疾病的发生。

(三)健康教育

食管异物虽不及气管异物危险，但仍是事故性死亡的一个原因，在护理上应予以重视，加强卫生宣教，可减少食管异物的发生，食管异物发生后尽早取出异物，可减少或避免食管异物所致的并发症。

（1）教育人们进食不宜太快，提倡细嚼慢咽，进食时勿高声喧哗、大笑。

（2）教育儿童不要把小玩具放在口中玩耍，小儿口内有食物时不宜哭闹、嬉笑、奔跑等。工作时不要将钉子之类的物品含在口中边做事边从口中取用，以免误吞。

（3）照顾好年龄已高的老人，松动义齿应及时修复，戴义齿者尤应注意睡前将义齿取出，吃团块食物宜切成小块等。昏迷患者或做食管、气管镜检查者，应取下义齿。

（4）强酸、强碱等腐蚀性物品要标记清楚，严格管理，放在小孩拿不到的地方。

（5）误吞异物后要及时到医院就诊，不要强行自吞。切忌自己吞入饭团、韭菜等食物，以免加重损伤或将异物推入深部，增加取出难度。

第二节　气道异物阻塞

一、概述

气道异物阻塞（foreign body airway obstruction，FBAO）是导致窒息的紧急情况，如不及时解除，数分钟内即可死亡。FBAO造成心脏停搏并不常见，但有意识障碍或吞咽困难的老人和儿童发生概率相对较高。

二、原因及预防

任何人突然呼吸骤停都应考虑到 FBAO。成人通常在进食时易发生,肉类食物是造成 FBAO 最常见的原因。易导致 FBAO 的诱因:吞食大块难咽食物、饮酒后、老年人戴义齿或吞咽困难、儿童口含小颗粒状食物及物品。注意以下事项有助于预防 FBAO:①进食切碎的食物,细嚼慢咽,尤其是戴义齿者。②咀嚼和吞咽食物时,避免大笑或交谈。③避免酗酒。④阻止儿童口含食物行走、跑或玩耍。⑤将易误吸入的异物放在婴幼儿拿不到的地方。⑥不宜给小儿需要仔细咀嚼或质韧而滑的食物(如花生、坚果、玉米花、果冻等)。

三、临床表现

异物可造成呼吸道部分或完全阻塞,识别气道异物阻塞是及时抢救的关键。

(一)气道部分阻塞

患者有通气,能用力咳嗽,但咳嗽停止时,出现喘息声。这时救助者不宜妨碍患者自行排出异物,应鼓励患者用力咳嗽,并自主呼吸。但救助者应守护在患者身旁,并监视患者的情况,如不能解除,立即求救 EMSS 系统。

FBAO 患者可能一开始表现为通气不良,或开始通气好,但逐渐恶化,表现为乏力、无效咳嗽、吸气时高调噪音、呼吸困难加重、发绀。对待这类患者要同气道完全阻塞患者一样,须争分夺秒地救助。

(二)气道完全阻塞

患者已不能讲话,呼吸或咳嗽时,双手抓住颈部,无法通气。对此征象必须能够立即明确识别。救助者应马上询问患者是否被异物噎住,如果患者点头确认,必须立即救助,帮助解除异物。由于气体无法进入肺脏,如不能迅速解除气道阻塞,患者很快出现意识丧失,甚至死亡。如果患者已意识丧失、猝然倒地,则应立即实施心肺复苏。

四、治疗

(一)解除气道异物阻塞

对气道完全阻塞的患者必须争分夺秒地解除气道异物。通过压迫使气道内压力骤然升高,产生人为咳嗽,把异物从体内排出。具体可采用以下方法。

1.腹部冲击法(Heimlish 法)

此法可用于有意识的站立或坐位患者。急救者站在患者身后,双臂环抱患者腰部,一只手握拳,握拳手的拇指侧抵住患者腹部,位于剑突下与脐上的腹中线部位,再用另一只手握紧拳头,快速向内、向上使拳头冲击腹部,反复冲击腹部直到把异物排出。如患者意识丧失,即开始CPR。

采用此法后,应注意检查有无危及生命的并发症,如胃内容物反流造成误吸、腹部或胸腔脏器破裂。除非必要,否则不宜随便使用。

2.自行腹部冲击法

气道异物阻塞患者本人可一只手握拳,用拇指抵住腹部,部位同上,再用另一只手握紧拳头,用力快速向内、向上使拳头冲击腹部。如果不成功,患者应快速将上腹部抵压在一硬质物体上,如椅背、桌缘、护栏,用力冲击腹部,直到把异物排出。

3.胸部冲击法

患者是妊娠末期或过度肥胖者时,救助者双臂无法环抱患者腰部,可用胸部冲击法代替Heimlish法。救助者站在患者身后,把上肢放在患者腋下,将胸部环抱住。一只手握拳的拇指则放在胸骨中线,避开剑突和肋骨下缘,另一只手握紧拳头,向后冲压,直至把异物排出。

(二)对意识丧失者的解除方法

1.解除 FBAO 中意识丧失

救助者立即开始CPR。在CPR期间,经反复通气后,患者仍无反应,急救人员应继续CPR,严格按30∶2按压/通气比例。

2.发现患者时已无反应

急救人员初始可能不知道患者发生了FBAO,在反复通气数次后,患者仍无反应,应考虑到FBAO。可采用以下方法。

(1)在CPR过程中,如果有第2名急救人员在场,一名实施救助,另一名启动EMSS,患者保持平卧。

(2)用舌-上颌上提法开放气道,并试用手指清除口咽部异物。

(3)如果通气时患者胸廓无起伏,重新摆正头部位置,注意开放气道状态,再尝试通气。

(4)异物清除前,如果通气仍未见胸廓起伏,应考虑进一步抢救措施(如Kelly钳,Magilla镊,环甲膜穿刺/切开术)开通气道。

(5)如异物取出,气道开通后仍无呼吸,需继续缓慢人工通气。再检查脉搏、呼吸、反应,如无脉搏,即行胸外按压。

五、急救护理

气道异物阻塞在短时间内可危及生命,护士必须有强烈的风险意识,争分夺秒地协助抢救治疗工作。

(一)做好抢救准备

备氧气、吸引器、电动负压吸引器、纤维支气管镜、直接喉镜、气管插管及气管切开包等急救物品。使用静脉留置针建立静脉通道。完善术前准备,与手术室联系,做好气管、支气管镜检查的准备。询问过敏史。一旦出现极度呼吸困难,立即协助医师抢救,给予氧气吸入。

(二)病情观察

密切观察患者的呼吸情况,判断异物所在部位及运动情况。异物进入喉部及声门下时,患者有剧烈呛咳、喉喘鸣、声嘶、面色发绀、吸气性呼吸困难,可在数分钟内引起窒息。发现上述情况应立即报告医师进行抢救。观察双肺呼吸动度是否相同、两侧呼吸音是否一致,吸气时胸骨上窝、锁骨上窝、肋间隙有无凹陷,有无喘鸣、口唇发绀、咳嗽及咳嗽的性质,有无颈静脉怒张及颈胸部皮下气肿。持续监护生命体征和血氧饱和度,记录各项目的基础数据。观察有无颅内压增高或颅内出血的征象,注意瞳孔大小、神经反射,有无惊厥、四肢震颤及肌张力增高或松弛等。

(三)尽量保持患者安静

安排在单人间,保持环境安静。使患者卧床,安定情绪,避免紧张,集中进行检查和治疗,尽量避免刺激。减少患儿哭闹,避免因大哭导致异物突然移位阻塞对侧支气管或卡在声门后引起窒息或增加耗氧量。

(四)向患者及家属介绍手术过程及注意事项

确定实施经气管镜取异物者,遵医嘱给予阿托品等术前用药。向患者及家属介绍手术的过程,术中、术后可能发生的并发症,配合治疗及护理的注意事项等。检查手术知情同意书是否签字。

(五)术后护理

(1)全麻术后麻醉尚未清醒前,设专人护理,取平卧位,头偏向一侧,防止误吸分泌物,及时吸净患者口腔及呼吸道分泌物,保持呼吸道通畅,持续吸氧。

(2)严密观察呼吸的节律、频率及形态,保持呼吸道通畅,血氧饱和度应保持在95%～100%。观察有无口唇发绀、烦躁不安、鼻翼翕动,注意呼吸有无喉鸣音或喘鸣音,监测心电和血氧饱和度。检查口腔中有无分泌物和血液,观察双侧胸部呼吸动度是否对称一致。触诊患者颈部、胸部有无皮下气肿,如有应及时通知医师进行处理,并标记气肿的范围,以便动态观察。检查患者牙齿有无松动或脱落,并详细记录。

(3)了解术中情况和处理结果,包括异物是否取出、异物的种类、有无异物残留,术中是否发生呼吸暂停、出血、心力衰竭、气胸等并发症,便于有预见性和针对性地护理。

(4)并发症的观察与护理。①喉头水肿:婴幼儿患者,施行支气管镜取出异物术后,可发生喉头水肿。如患儿出现声音嘶哑、烦躁不安、吸气性呼吸困难等症状,应考虑有喉头水肿。此时密切观察呼吸,有无口唇、面色发绀等窒息的前驱症状。遵医嘱给予吸氧,应用足量抗生素及激素,定时雾化吸入。经上述处理仍无缓解,并呈进行性加重,及时告知医师,必要时行气管切开术解除梗阻。②气胸和纵隔气肿:术后患者出现咳嗽、胸闷、不同程度的呼吸困难应考虑可能并发气胸。立即听诊双肺呼吸音,密切观察呼吸情况、血氧饱和度等,及时通知医师。做好紧急胸腔穿刺放气和胸腔闭式引流的准备,并做好相应护理。③支气管炎、肺炎:注意呼吸道感染的早期征象。反复出现体温升高、咳嗽、气促、多痰等,在确定无异物残留的情况下应考虑并发支气管炎、肺炎等感染。应鼓励患者咳嗽,帮助其每小时翻身1次,定时拍背,促进呼吸道分泌物排出,必要时超声雾化吸入,湿化气道、稀释痰液,便于咳出。根据医嘱给予抗生素治疗。

(六)健康指导

气道异物阻塞是常见的儿童意外危害之一,但可以预防。应加强宣传教育,使人们认识气道异物阻塞的危险性,掌握预防知识。

(1)避免给幼儿吃花生、瓜子、豆类等带硬壳的食物,避免给孩子玩能够进入口、鼻孔的细小玩具。

(2)教育儿童进食应保持安静,避免其间逗笑、哭闹、嬉戏或受惊吓,以免深吸气时将食物误吸入气道。

(3)教育儿童不要口中含物玩耍。成人要纠正口中含物作业的不良习惯。

(4)加强对昏迷及全麻患者的护理,防止呕吐物吸入下呼吸道,活动义齿应取下。

第三节　急性心肌梗死

急性心肌梗死是在冠状动脉病变的基础上,冠状动脉血供急剧减少或中断,使相应的心肌发生严重而持久的急性缺血,导致的心肌细胞坏死。临床表现为持久的胸骨后剧烈疼痛、发热、白细胞计数和血清心肌坏死标志物增高以及心电图进行性改变,可发生心律失常、休克、心力衰竭和猝死,属急性冠状动脉综合征的严重类型。

一、病因和发病机制

基本病因是冠状动脉粥样硬化,导致一支或多支冠状动脉管腔狭窄和心肌供血不足,而侧支循环尚未充分建立。在此基础上,在各种生理和病理因素的促发下,不稳定的粥样斑块破裂、出血,激活血小板和凝血系统,形成富含血小板的血栓或形成以纤维蛋白和红细胞为主的闭塞性血栓(红色血栓),从而造成冠状动脉血流明显减少或中断,使心肌发生严重而持久性的急性缺血达 30 分钟以上,即可发生心肌梗死。

促使粥样斑块破裂出血及血栓形成的诱因如下。

(1)晨起 6～12 时交感神经活动增加,机体应激反应增强,心肌收缩力、心率、血压增高,冠状动脉张力增高。

(2)在饱餐特别是进食多量脂肪后,血脂增高、血液黏度增高。

(3)重体力活动、情绪激动、血压剧增或用力大便,使左心室负荷明显加重。

(4)休克、脱水、出血、严重心律失常或外科手术,致心排血量骤降,冠状动脉灌注锐减。

急性心肌梗死可发生在频发心绞痛的患者,也可发生在从无症状者。急性心肌梗死后发生的严重心律失常、休克或心力衰竭,均可使冠状动脉灌流量进一步减少,心肌坏死范围扩大。

二、病理变化

(一)冠状动脉病变

绝大多数急性心肌梗死患者冠状动脉内可在粥样斑块的基础上有血栓形成,使管腔闭塞,而由冠状动脉痉挛引起管腔闭塞者,个别可无严重粥样硬化病变。

(1)左冠状动脉前降支闭塞,引起左心室前壁、心尖部、下侧壁、前间壁和二尖瓣前乳头肌梗死。

(2)右冠状动脉闭塞,引起左心室膈面(右冠状动脉占优势时)、后间壁和右心室梗死,并可累及窦房结和房室结。

(3)左冠状动脉回旋支闭塞,引起左心室高侧壁、膈面(左冠状动脉占优势时)和左心房梗死,可累及房室结。

(4)左冠状动脉主干闭塞,引起左心室广泛梗死。

(二)心肌病变

1.坏死心肌

冠状动脉闭塞后 20～30 分钟,局部心肌即有少数坏死。1～2 小时绝大部分心肌呈凝固性坏死,心肌间质充血、水肿,伴有大量炎症细胞浸润。以后,坏死的心肌纤维逐渐溶解,形成肌溶灶,随后逐渐有肉芽组织形成。大面积心肌梗死累及心室壁全层或大部分者常见,心电图上相继出现 ST 段抬高、T 波倒置和 Q 波,称为 Q 波性心肌梗死(透壁性心肌梗死)。可累及心包而致心包炎症,累及心内膜而致心腔内附壁血栓。当冠状动脉闭塞不完全或自行再通形成小面积心肌梗死呈灶性分布,急性期心电图上仍有 ST 段抬高,但不出现 Q 波的称为非 Q 波性心肌梗死,较少见。缺血坏死仅累及心肌壁的内层,不到心肌壁厚度的一半,伴有 ST 段压低或 T 波变化,心肌坏死标志物增高者过去称为心内膜下心肌梗死,现已归类为非 ST 段抬高心肌梗死。在心腔内压力作用下,坏死心肌向外膨出,可产生心脏破裂,心室游离壁破裂则形成心脏压塞或逐渐形成室壁瘤;室间壁破裂则形成室间隔穿孔;乳头肌断裂则造成二尖瓣反流。坏死组织 1～2 周后开始吸收,并逐渐纤维化,6～8 周形成瘢痕而愈合,称为陈旧性心肌梗死。

2.顿抑心肌

顿抑心肌指梗死心肌周围急性严重缺血或冠状动脉再灌注后尚未发生坏死的心肌,虽已恢复血供,但引起的心肌结构、代谢和功能的改变,需要数小时、数天乃至数周才能恢复。某些心肌梗死患者,恢复期出现左心室功能进行性改善,可能与梗死周围濒死的顿抑心肌功能逐渐恢复有关。

3.冬眠心肌

冬眠心肌指慢性持久的缺血心肌,其代谢需氧量亦随之减少而保持低水平,维持脆弱的心肌代谢平衡,即维持在功能的最低状态。一般认为,这是心肌的一种保护性机制,一旦供血改善则心肌功能可完全恢复。

三、病理生理

(一)心功能改变

急性心肌梗死,尤其透壁性心肌梗死发生后,常伴有不同程度的左心功能舒张、收缩功能障碍和血流动力学的改变,主要包括心脏收缩力减弱,室壁顺应性减低,心肌收缩不协调,致泵衰竭。前向衰竭者,导致每搏量和心排血量下降,出现低血压或休克;后向衰竭者,左心室射血分数减低,左心室舒张末压增高,左心室舒张期和收缩末期容量增加,导致肺淤血、肺水肿。

(二)心律失常

急性心肌缺血可导致细胞膜电学不稳定,引起严重心律失常,甚至心室颤动而猝死。

(三)右心室梗死

右心室梗死在心肌梗死患者中少见,其主要病理生理改变是急性右心衰竭的血流动力学变化,右心房压力增高,高于左心室舒张末压,心排血量减低,血压下降。

四、临床表现

与心肌梗死面积的大小、部位、侧支循环情况有关。

(一)前驱症状

50%~81.2%的患者在发病前数天有乏力、胸部不适、心悸、烦躁、心绞痛等前驱症状,其中,以不稳定型心绞痛为突出。心绞痛发作较以往频繁、性质加剧、持续时间长、硝酸甘油疗效差。疼痛时伴有恶心、呕吐、大汗和心动过缓,或伴有心功能不全、严重心律失常、血压大幅度波动等,同时心电图有 ST 段明显抬高或减低、T 波倒置或增高等。

(二)症状

1.疼痛

疼痛是最早出现的症状,多发生于清晨,疼痛部位和性质与心绞痛相同,但多无明显诱因,且常发生于安静时,程度较重,持续时间较长,可达数小时或数天,休息和含用硝酸甘油均不能缓解。患者常烦躁不安、出汗、恐惧或有濒死感。少数患者无疼痛,尤其是老年人、糖尿病患者,一开始即表现为休克或急性心力衰竭。部分患者疼痛不典型,表现为上腹痛、颈部痛、背部上方痛、肢体痛等。

2.全身症状

全身症状有发热、心动过速、白细胞计数增高和红细胞沉降率增快等,由坏死物质吸收引起。一般在发病后24～48小时出现,程度与梗死范围呈正相关,体温一般在38 ℃左右,持续1周。

3.胃肠道症状

胃肠道症状多见于下壁心肌梗死,尤其是在发病早期及疼痛剧烈时,表现为频繁恶心、呕吐和上腹部胀痛,与迷走神经张力增高或组织灌注不足有关。

4.心律失常

心律失常见于75％～90％的患者,多发生在起病1～2天,而以24小时内最多见。各种心律失常中以室性心律失常最多,尤其是室性期前收缩,它可以频发(每分钟5次以上)、成对出现或呈短阵、多源性室性心动过速或R-on-T型,常为心室颤动先兆。心室颤动是急性心肌梗死早期,特别是入院前主要的死因。下壁梗死多见于房室传导阻滞,前壁梗死常易发生室性心律失常及室内束支传导阻滞。如发生房室传导阻滞,则表示病变范围广泛,病情严重。

5.低血压和休克

疼痛剧烈时血压下降和血容量不足时血压降低均未必是休克,纠正以上情况后收缩压仍然低于10.7 kPa(80 mmHg),有烦躁不安、面色苍白、皮肤湿冷、脉搏细速、大汗淋漓、尿量减少(<20 mL/h)、神志反应迟钝甚至晕厥者,则为休克表现。休克多在病后数小时至1周内发生,主要为心源性(心肌梗死面积>40％以上),其次有血容量不足或神经反射引起的周围血管扩张等因素参与。

6.心力衰竭

本病主要是急性左侧心力衰竭,可在起病最初几天内发生,或在疼痛、休克好转阶段出现,由梗死后心脏收缩力显著减弱或不协调所致,发生率为32％～48％。出现呼吸困难、咳嗽、发绀、烦躁等症状,严重者可发生肺水肿,后期也可出现右侧心力衰竭。右心室梗死可在病初即出现右侧心力衰竭表现,并伴有血压下降。

由急性心肌梗死引起的心力衰竭称为泵衰竭,按Killip分级法分为:Ⅰ级,尚无明显心力衰竭;Ⅱ级,有左侧心力衰竭,肺部啰音<50％肺野;Ⅲ级,有急性肺水肿,全肺大、小、干、湿啰音;Ⅳ级,有心源性休克,伴有或不伴有急性肺水肿。

(三)体征

1.心脏体征

心脏浊音界可正常也可轻度至中度增大;心率多增快,少数也可减慢;心尖部第一心音减弱;可出现第四心音(心房性)奔马律,心功能不全时常出现第三心音(心室性)奔马律;10%～20%的患者在病后第2～3天出现心包摩擦音,由纤维素性心包炎所致;心尖部可出现粗糙的收缩期杂音或伴有收缩中晚期喀喇音,由二尖瓣乳头肌功能失调或断裂所致。可有各种心律失常。

2.血压

除极早期有血压增高外,几乎所有患者血压均有所降低。

3.其他

可有与心律失常、心力衰竭及休克相应的体征。

五、辅助及实验室检查

(一)心电图检查

1.特征性改变

ST段抬高心肌梗死者心电图特点为:①ST段抬高呈弓背向上型,在面向坏死区周围心肌损伤区的导联出现。②深而宽的Q波,在面向心肌坏死区的导联出现。③T波倒置,在面向损伤区周围心肌缺血区的导联出现。

在背向梗死区的导联则出现相反的改变,即R波增高、ST段压低和T波直立并增高。

非ST段抬高心肌梗死者心电图有2种类型:①无病理性Q波,有普遍性ST段压低≥0.1 mV,但aVR导联(有时还有V_1导联)ST段抬高,或有对称性T波倒置,由心内膜下心肌梗死所致。②无病理性Q波,也无ST段变化,仅有T波倒置改变。

2.动态改变

ST段抬高心肌梗死改变如下。

(1)超急性期改变:起病数小时内,可尚无异常或出现异常高大、两肢不对称的T波。

(2)急性期改变:起病数小时后,ST段明显抬高,弓背向上,与直立的T波相连,形成单相曲线。数小时至2天出现病理性Q波,同时R波降低。Q波在3～4天稳定不变。

(3)亚急性期改变:在早期不进行治疗干预,ST段抬高持续数天至2周,逐渐回到基线水平,T 波则变为平坦、倒置。

(4)慢性期改变:数周至数月后,T 波呈 V 形倒置,两肢对称,波谷尖锐。T 波倒置可永久存在,也可在数月或数年内逐渐恢复。

3.定位诊断

可根据特征性的改变来判定(表 2-1)。

表 2-1 ST 段抬高心肌梗死的心电图定位诊断

导联	前间壁	局限前壁	前侧壁	广泛前壁	下壁	下间壁	下侧壁	高侧壁	正后壁
V_1	+			+		+			
V_2	+			+		+			
V_3	+			+					
V_4		+		+					
V_5		+	+					+	
V_6			+					+	
V_7			+					+	
V_8									+
aVR									+
aVL		±	±	±	−	−	−	+	
aVF					+	+	+		
Ⅰ		±	±	±	−	−	−	+	
Ⅱ					+	+	+		
Ⅲ					+	+	+	−	

注:"+"为正面改变,表示典型 ST 段抬高、Q 波及 T 波变化;"−"为反面改变,表示 QRS 主波向上,ST 段压低及与"+"部位的 T 波方向相反的 T 波;"±"为可能有正面改变

(二)超声心动图检查

二维和 M 型超声心动图也有助于了解室壁运动、室壁瘤和左心室功能,尤其是对心肌梗死的合并症如乳头肌断裂、室间隔穿孔、心室游离壁破裂、室壁瘤等诊断的敏感性与特异性都相当高。

(三)实验室检查

1.白细胞计数

白细胞计数升高至$(10\sim20)\times10^9/L$,中性粒细胞增多,红细胞沉降率增快,C 反应蛋白增高,均可持续 1~3 周。

2.血清心肌坏死标志物测定

标志物测定:①肌红蛋白(Mb)起病后 2 小时内升高,12 小时内达高峰,24~

48 小时恢复正常。②肌钙蛋白 I(cTnI)或 T(cTnT)起病 3～4 小时后升高,cTnI 于 11～24 小时达高峰,7～10 天降至正常;cTnT 于 24～48 小时达高峰, 10～14 天降至正常。这些心肌结构蛋白含量的增高是诊断心肌梗死的敏感指标。③肌酸激酶同工酶(CK-MB)升高,起病后 4 小时内增高,16～24 小时达高峰,3～4 天恢复正常,其增高的程度能较准确地反映梗死的范围。其高峰出现时间是否提前有助于判断溶栓治疗是否成功。

肌红蛋白在急性心肌梗死后出现最早,也十分敏感,但特异性不很强。cTnI 和 cTnT 出现稍迟,而特异性很高,在症状出现后 6 小时内测定为阴性则 6 小时后应再复查,其缺点是持续时间长达 10～14 天。CK-MB 虽不如 cTnI、cTnT 敏感,但对早期(<4 小时)急性心肌梗死诊断有较重要价值。

六、诊断与鉴别诊断

根据典型的临床表现、心电图特征性的改变和动态演变及血清心肌坏死标志物测定,诊断本病并不困难。老年患者突然发生严重心律失常、休克、心力衰竭而原因未明,或突然发生较重而持久的胸闷或胸痛者,都应考虑本病的可能。宜先按急性心肌梗死来处理,短期内进行心电图、血清心肌坏死标志物测定等动态观察以确定诊断。对非 ST 段抬高心肌梗死,血清肌钙蛋白测定的诊断价值更大。鉴别诊断要考虑以下一些疾病。

(一)心绞痛

胸痛性质及部位与心肌梗死相似,但程度较轻,持续时间较短,休息或含化硝酸甘油可迅速缓解,发作常有明显诱因,无发热、呼吸困难、休克、心力衰竭等表现,心电图改变为一过性,无 ST-T 演变,也无血清心肌坏死标志物变化。

(二)主动脉夹层动脉瘤

本病以剧烈的胸痛起病,类似急性心肌梗死。但疼痛一开始即达高峰,常放射至背、肋、腹、腰和下肢,两上肢血压、脉搏可有明显差别,少数有主动脉瓣关闭不全,可有下肢暂时性瘫痪或偏瘫,但无血清心肌坏死标志物升高。X 线检查示主动脉影明显增宽,CT 或磁共振主动脉断层显像以及超声心动图探测到主动脉夹层内的血液,可确立诊断。

(三)急性心包炎

急性心包炎尤其是急性非特异性心包炎可有较剧烈而持久的心前区疼痛。

全身症状一般不如心肌梗死严重;心电图除 aVR 导联外,其余导联均有 ST 段呈弓背向下的抬高,伴 T 波低平或倒置、QRS 波群低电压,但无异常 Q 波。

(四)急性肺动脉栓塞

本病可发生胸痛,常伴有咯血、呼吸困难和休克,并伴有右心室负荷急剧加重的表现,根据颈静脉充盈、肝大以及特异性心电图改变等可资鉴别。

(五)急腹症

急性胰腺炎、消化性溃疡穿孔、急性胆囊炎、胆石症等,均有上腹部疼痛。仔细询问病史和进行体格检查,行血清心肌坏死标志物测定及心电图检查可协助鉴别。

七、并发症

(一)乳头肌功能失调或断裂

本病发生率可高达 50%。乳头肌因缺血、坏死而致功能障碍,导致二尖瓣关闭不全,心尖部出现收缩中晚期喀喇音和吹风样收缩期杂音,可引起心力衰竭。轻者可以恢复,杂音也可消失;重者多发生在乳头肌断裂患者,常由下壁心肌梗死累及后乳头肌所致,心力衰竭严重,预后不佳。

(二)心脏破裂

本病较少见,常在起病后 1 周内出现,多为心室游离壁破裂,造成心包积血、心脏压塞而猝死,也有心室间隔破裂而穿孔,在胸骨左缘 3~4 肋间出现Ⅱ级以上收缩期杂音,并伴有震颤,可引起心力衰竭和休克,可在起病数天至 2 周内死亡。

(三)栓塞

栓塞发生率为 1%~6%,见于起病后 1~2 周,由左心室附壁血栓脱落所致,可引起脑、肾或四肢等动脉栓塞。下肢静脉血栓部分脱落则产生肺栓塞。

(四)心室膨胀瘤

本病主要见于左心室,发生率为 5%~20%。体格检查可有左侧心界扩大,心脏冲动范围较广,可有收缩期杂音,心音较低钝。心电图 ST 段持续抬高。超声心动图、放射性核素检查及心血管造影均可确诊。

(五)梗死后综合征

本病发生率为 10%。于心肌梗死后数周或数月出现,可反复发生,表现为心包炎、胸膜炎或肺炎,有发热、胸痛等症状,可能为机体对坏死物质的变态反应。

八、急诊处理

治疗原则:改善心肌供血,挽救濒死心肌,防止心肌梗死面积扩大,缩小心肌缺血范围,维护心脏功能,及时处理严重心律失常、泵衰竭和各种并发症,防止猝死。

(一)院前急救

流行病学调查发现,50%的患者发病后1小时内在院外猝死,死因主要是可救治的心律失常。因此,院前急救的基本任务是将急性心肌梗死患者安全、迅速地转送到医院,以便尽早开始再灌注治疗。重点是缩短患者就诊延误的时间和院前检查、处理、转运所用时间。

1.诊断评估

(1)测量生命体征。

(2)通过对疼痛部位、性质、持续时间、缓解方式、伴随症状的询问确定缺血性胸痛,查明心、肺、腹、血管等有无异常体征。

(3)描记18导联心电图。

(4)根据缺血性胸痛病史和心电图特点迅速进行简明的鉴别诊断,作出初步诊断。一旦确诊或可疑急性心肌梗死时应及时转送并给予紧急处理。

2.紧急处理及转运

(1)吸氧,嘱患者停止任何主动性活动和运动。

(2)迅速建立至少2条静脉通路。静脉点滴硝酸甘油或立即含服硝酸甘油1片,每5分钟可重复使用。

(3)镇静止痛:吗啡5~10 mg皮下注射或哌替啶50~100 mg肌内注射。

(4)口服水溶性阿司匹林或嚼服肠溶阿司匹林300 mg。

(5)持续监测心电、血压和血氧饱和度。除颤仪应随时处于备用状态。

(6)有频发、多源室性期前收缩或室性心动过速者,静脉注射利多卡因50~100 mg,5~10分钟后可重复1次,必要时10分钟后可再重复1次,然后按1~3 mg/min静脉滴注。有心动过缓者,如心率<50次/分,可静脉注射阿托品1 mg,必要时可每3~5分钟重复1次,总量应<2.5 mg。

(7)对心搏骤停者,应立即就地行心肺复苏,待心律、血压、呼吸稳定后再转送入院。

(8)对有低血压、心动过速、休克或肺水肿体征者,可直接送至有条件进行冠状动脉血管重建术的医院。

(9)有条件的可在救护车内进行静脉溶栓治疗。

(10)对于转诊途中可能发生的意外情况应向家属交代,并签署转诊同意书。

(二)ST 段抬高或伴左束支传导阻滞的急性心肌梗死院内急诊处理

急诊医师应力争在 10 分钟内完成病史采集、临床检查、18 导联心电图描记,尽快明确诊断,对病情做出基本评价并确定处理方案;送检血常规、血清心肌坏死标志物、血糖、电解质等;建立静脉通路,保持给药途径畅通。对有适应证的患者在就诊后 90 分钟内进行急诊经皮冠状动脉介入治疗(PCI)或 30 分钟内在急诊科或 CCU 开始行静脉溶栓治疗。

1.监护和一般治疗

急性心肌梗死患者来院后应立即开始一般治疗,并与诊断同时进行,重点是监测和防治急性心肌梗死的不良事件或并发症。

(1)监测:持续心电、血压和血氧饱和度监测,及时发现和处理心律失常、血流动力学异常和低氧血症。必要时还可监测肺毛细血管楔压和静脉压。

(2)卧床休息:可降低心肌耗氧量,减少心肌损害。对血流动力学稳定且无并发症的患者一般卧床休息 1~3 天,对病情不稳定及高危患者卧床时间应适当延长。

(3)镇痛:剧烈胸痛使患者交感神经过度兴奋,产生心动过速、血压升高和心肌收缩功能增强,从而增加心肌耗氧量,并易诱发快速室性心律失常,应迅速给予有效镇痛。可给予吗啡 5~10 mg 皮下注射或哌替啶 50~100 mg 肌内注射,必要时在 1~2 小时后再注射 1 次,以后每 4~6 小时可重复。不良反应有恶心、呕吐、低血压和呼吸抑制。一旦出现呼吸抑制,可每隔 3 分钟静脉注射纳洛酮 0.4 mg(最多 3 次)以拮抗之。

(4)吸氧:持续鼻导管或面罩吸氧,有严重左侧心力衰竭、肺水肿和有机械并发症的患者,应加压给氧或气管插管行机械通气。

(5)硝酸甘油:以 10 μg/min 开始静脉滴注,每 5~10 分钟增加 5~10 μg,直至症状缓解,血压正常者动脉收缩压降低 1.3 kPa(10 mmHg)或高血压患者动脉收缩压降低 4 kPa(30 mmHg)为有效剂量,最高剂量以不超过 100 μg/min 为宜。在静脉滴注过程中如心率明显加快或收缩压≤12 kPa(90 mmHg),应减慢滴速或暂停使用。该药的禁忌证为急性心肌梗死合并低血压[收缩压≤12 kPa

(90 mmHg)]或心动过速(心率＞100次/分),下壁梗死伴右心室梗死时即使无低血压也应慎用。急性心肌梗死早期通常给予硝酸甘油静脉滴注24～48小时,也可静脉滴注二硝基异山梨酯。静脉用药后可使用二硝基异山梨酯或5-单硝山梨醇酯口服。

(6)抗血小板治疗:①阿司匹林,所有急性心肌梗死患者只要无禁忌证均应口服水溶性阿司匹林或嚼服肠溶阿司匹林 300 mg,每天 1 次,3 天后改为 75～150 mg,每天 1 次,长期服用。②二磷酸腺苷受体阻滞药,常用的有氯吡格雷和噻氯匹定,由于噻氯匹定导致粒细胞减少症和血小板减少症的发生率高于氯吡格雷,在患者不能应用氯吡格雷时再选用噻氯匹定替代。对于阿司匹林过敏或不能耐受的患者,可使用氯吡格雷替代,或与阿司匹林联合用于置入支架的冠心病患者。初始剂量 300 mg 口服,维持量每天 75 mg。循证医学显示对 ST 段抬高的急性心肌梗死患者,阿司匹林与氯吡格雷联用的效果优于单用阿司匹林。

2.再灌注治疗

再灌注治疗可使闭塞的冠状动脉再通,心肌得到再灌注,挽救濒死的心肌,缩小梗死范围,改善心功能,降低死亡率,是一种积极的治疗措施。

(1)经皮冠状动脉介入(PCI)治疗:经皮冠状动脉介入治疗与溶栓治疗相比,梗死相关血管再通率高,再闭塞率低,缺血复发少,且出血(尤其是脑出血)的危险性低,目前已被公认为首选的安全有效的恢复心肌再灌注的治疗手段。PCI包括直接 PCI、转运 PCI 和补救性 PCI。

直接 PCI 是指对所有发病 12 小时以内的 ST 段抬高急性心肌梗死患者采用介入手段直接开通梗死相关动脉的方法。对于 ST 段抬高的急性心肌梗死患者直接 PCI 是降低死亡率最有效的治疗。

直接 PCI 适应证:①所有 ST 段抬高心肌梗死患者,发病 12 小时以内,就诊-球囊扩张时间90分钟以内。②适合再灌注治疗而有溶栓治疗禁忌证者。③发病时间＞3 小时的患者首选施行 PCI。④心源性休克患者,年龄＜75 岁,心肌梗死发病＜36 小时,休克＜18 小时。⑤对年龄＞75 岁的心源性休克患者,如心肌梗死发病＜36 小时,休克＜18 小时,权衡利弊后可考虑施行 PCI。⑥发病 12～24 小时,仍有缺血证据,或有心功能障碍或血流动力学不稳定或严重心律失常者。应注意对发病 12 小时以上无症状,血流动力学和心电稳定患者不推荐直接施行 PCI。患者血流动力学稳定时,不推荐直接施行 PCI 干预非梗死相关动脉。要由有经验者施术,以免延误时机。有心源性休克者宜先行主动脉内球囊反搏术,待血压稳定后再施行 PCI。

转运 PCI 是直接 PCI 的一种,主要适用于患者所处医院没有行直接 PCI 的条件,而患者有溶栓治疗的禁忌证,或虽无溶栓治疗的禁忌证但发病时间在 3～12 小时,尤其为较大范围心肌梗死和(或)血流动力学不稳定的患者。

补救性 PCI 是指溶栓失败后梗死相关动脉仍处于闭塞状态,而针对梗死相关动脉所行的 PCI。

补救性 PCI 适应证:①溶栓治疗 45～60 分钟后仍有持续心肌缺血症状或表现者。②合并心源性休克年龄<75 岁,心肌梗死发病<36 小时,休克<18 小时者。③心肌梗死发病<12 小时,合并心力衰竭或肺水肿者。④年龄>75 岁的心源性休克患者,如心肌梗死发病<36 小时,休克<18 小时,权衡利弊后可考虑施行补救性 PCI。⑤血流动力学或心电不稳定的患者。

溶栓治疗再通者的 PCI:溶栓治疗成功的患者,如无缺血复发表现,可在 7～10 天后行冠状动脉造影,如残留的狭窄病变适宜 PCI 可行 PCI 治疗。

(2)溶栓治疗。

适应证:①2 个或 2 个以上相邻导联 ST 段抬高,在肢体导联≥0.1 mV、胸导≥0.2 mV,或新出现的或可能新出现的左束支传导阻滞,发病时间<12 小时,年龄<75 岁。②ST 段显著抬高的心肌梗死患者,年龄>75 岁,经慎重权衡利弊仍可考虑行溶栓治疗。③ST 段抬高,发病时间 12～24 小时,有进行性胸痛和 ST 段广泛抬高患者,仍可考虑行溶栓治疗。④高危心肌梗死,就诊时收缩压≥24 kPa(180 mmHg)和(或)舒张压≥14.7 kPa(110 mmHg),经认真权衡溶栓治疗的益处与出血性卒中的危险性后,应首先镇痛、降低血压(如应用硝酸甘油静脉滴注、β受体阻滞药等),待血压降至≤20/12 kPa(150/90 mmHg)时再考虑行溶栓治疗(若有条件应考虑直接行 PCI)。

下列情况首选溶栓:①不具备 24 小时急诊 PCI 治疗条件或不具备迅速转运条件或不能在90 分钟内行转运 PCI,符合溶栓的适应证及无禁忌证者。②具备 24 小时急诊 PCI 治疗条件,患者就诊早(发病≤3 小时而且不能及时进行心导管治疗)。③具备 24 小时急诊 PCI 治疗条件,但是就诊-球囊扩张与就诊-溶栓时间相差超过 60 分钟、就诊-球囊扩张时间超过 90 分钟。④对于再梗死的患者应该及时进行血管造影并根据情况进行血运重建治疗,包括 PCI 或冠状动脉旁路移植术(CABG)。如不能立即(症状发作后 60 分钟内)进行血管造影和 PCI,则给予溶栓治疗。

禁忌证:①有出血性脑卒中或 1 年内有缺血性脑卒中(包括 TIA)。②颅内肿瘤。③近期(2~4周)内有活动性出血(消化性溃疡、咯血、痔、月经来潮、出血倾向)。④严重高血压,血压>24/14.7 kPa(180/110 mmHg),或不能除外主动脉夹层动脉瘤。⑤目前正在使用治疗剂量的抗凝药。⑥近期(<2周)曾穿刺过不易压迫止血的深部动脉。⑦近期(2~4周)有创伤史,包括头部外伤、创伤性心肺复苏或较长时间(>10分钟)的心肺复苏。⑧近期(<3周)有外科大手术。

溶栓药物的应用:以纤溶酶原激活药激活纤溶酶原,使转变为纤溶酶而溶解冠状动脉内的血栓。

溶栓药物主要有以下几种。①尿激酶:1.5×10^6 U(2.2×10^4 U/kg)溶于100 mL 0.9%氯化钠液中,30分钟内静脉滴入。溶栓结束12小时皮下注射肝素7 500 U或低分子肝素,2次/天,共3~5天。②链激酶或重组链激酶:1.5×10^6 U溶于100 mL 0.9%氯化钠液中,60分钟内静脉滴入。溶栓结束12小时皮下注射肝素7 500 U或低分子肝素,2次/天,共3~5天。③阿替普酶:首先静脉注射15 mg,继而30分钟内静脉滴注50 mg,其后60分钟内再静脉滴注35 mg。④瑞替普酶:10 MU溶于5~10 mL注射用水中静脉注射,时间>2分钟,30分钟后重复上述剂量。⑤替奈普酶:一般为30~50 mg溶于10 mL生理盐水中静脉注射。根据体重调整剂量,如体重>60 kg,剂量为30 mg;体重每增加10 kg,剂量增加5 mg,直至体重>90 kg,最大剂量为50 mg。

用阿替普酶、瑞替普酶、替奈普酶前先用肝素60 U/kg(最大量4 000 U)静脉注射,用药后以每小时12 U/kg(最大量1 000 U/h)的速度持续静脉滴注肝素48小时,将APTT调整至50~70秒;以后改为7 500 U,2次/天,皮下注射,连用3~5天(也可用低分子肝素)。

(3)溶栓再通临床指征:①心电图抬高的ST段于2小时内回降>50%。②胸痛在2小时内基本消失。③2小时内出现再灌注性心律失常。④血清CK-MB酶峰值提前出现(14小时内),肌钙蛋白峰值提前到12小时内。

3.消除心律失常

首先应加强针对急性心肌梗死、心肌缺血的治疗。溶栓、急诊PCI、β受体阻滞药、纠正电解质紊乱均可预防或减少心律失常发生。

(1)急性心肌梗死并发室上性快速心律失常的治疗。①房性期前收缩:与交感神经兴奋或心功能不全有关,本身无须特殊治疗。②心房颤动:常见且与预后有关。血流动力学不稳定的患者应迅速行同步电复律。血流动力学稳定的患者,以减慢心室率为目标。常选用美托洛尔、维拉帕米、地尔硫䓬、洋地黄制剂或胺碘酮治疗。

（2）急性心肌梗死并发室性快速心律失常的治疗。①心室颤动、持续多形性室性心动过速：立即非同步电复律。②持续单形性室性心动过速：伴心绞痛、肺水肿、低血压，应予以同步电复律；不伴上述情况，可首先给予药物治疗，如胺碘酮150 mg于10分钟内静脉注射，必要时可重复，然后1 mg/min静脉滴注6小时，再0.5 mg/min维持静脉滴注；亦可应用利多卡因。③频发室性期前收缩、成对室性期前收缩、非持续性室性心动过速：可严密观察或利多卡因治疗（使用不超24小时）。④偶发室性期前收缩、加速性室性自主心律：严密观察，不予以特殊处理。

（3）缓慢心律失常的治疗。①无症状窦性心动过缓：可暂作观察，不予特殊处理。②症状性窦性心动过缓、二度Ⅰ型房室传导阻滞、三度房室传导阻滞伴窄QRS波群逸搏心律，患者常有低血压、头晕、心功能障碍、心动过缓（＜50次/分）等，可先静脉注射阿托品0.5 mg，3～5分钟重复1次，至心率达60次/分左右。最大可用至2 mg。③二度Ⅱ型房室传导阻滞、三度房室传导阻滞伴宽QRS波群逸搏心律、心室停搏；症状性窦性心动过缓、二度Ⅰ型房室传导阻滞、三度房室传导阻滞伴窄QRS波群逸搏心律经阿托品治疗无效及双侧束支传导阻滞患者需行临时起搏治疗。

4.其他治疗

（1）β受体阻滞药：通过减慢心率，降低体循环血压和减弱心肌收缩力使心肌耗氧量减少，对改善缺血区的氧供需失衡、缩小心肌梗死面积、降低急性期病死率有肯定的疗效。在无禁忌证的情况下应及早常规使用。用药过程中需严密观察，使用剂量必须个体化。常用美托洛尔25～50 mg，口服，2～3次/天；或阿替洛尔6.25～25 mg，口服，2次/天。前壁急性心肌梗死伴剧烈胸痛或高血压者，可静脉注射美托洛尔5 mg，间隔5分钟后可再给予1～2次，继之口服维持。

（2）血管紧张素转换酶抑制药（ACEI）：近年来研究认为，心肌梗死时应用血管紧张素转换酶抑制药有助于改善恢复期心肌的重构，降低心力衰竭的发生率，从而降低死亡率。前壁心肌梗死伴有心功能不全的患者获益最大。在无禁忌证的情况下，溶栓治疗后血压稳定即可开始使用，但剂量和时限应视患者情况而定。通常应从小剂量开始，逐渐增加剂量。如卡托普利6.25 mg，口服，作为试验剂量，一天之内可加至12.5 mg或25 mg，次日加至12.5～25 mg，2～3次/天。有心力衰竭的患者宜长期服用。

（3）羟甲基戊二酸单酰辅酶A还原酶抑制药：近年来的研究表明，本类调脂药可以稳定斑块，改善内皮细胞的功能，建议早期使用，如辛伐他汀20～40 mg/d，普伐他汀 10~40 mg/d,氟伐他汀 20~40 mg/d,阿托伐他汀 10~80 mg/d。

(4)葡萄糖-胰岛素-氯化钾(GIK)溶液:研究结果提示,在急性心肌梗死的早期使用 GIK 静脉滴注及进行代谢调整是可行的。目前不主张常规补镁治疗。

(三)右心室心肌梗死的院内急诊处理

治疗措施与左心室梗死略有不同。右心室心肌梗死引起右侧心力衰竭伴低血压,而无左侧心力衰竭的表现时,宜扩张血容量。在血流动力学监测下静脉滴注输液,直到低血压得到纠正或肺毛细血管压达2~2.4 kPa(15~18 mmHg)。如输液 1~2 L 低血压未能纠正可用正性肌力药,以多巴酚丁胺为优。不宜用利尿药。伴有房室传导阻滞者可予以临时起搏。

(四)非 ST 段抬高的急性心肌梗死院内急诊处理

(1)危险性分层:对非 ST 段抬高的急性心肌梗死进行危险性分层的主要目的是为迅速作出治疗决策提供依据。临床上主要根据症状、体征、心电图以及血流动力学指标对其进行危险性分层。

低危患者:无合并症、血流动力学稳定、不伴有反复缺血发作的患者。

中、高危患者(符合以下一项或多项):①心肌坏死标志物升高。②心电图有 ST 段压低(<2 mm)。③强化抗缺血治疗 24 小时内反复发作胸痛。④有心肌梗死病史。⑤造影显示冠状动脉狭窄病史。⑥PCI 或 CABG 后。⑦左心室射血分数<40%。⑧糖尿病。⑨肾功能不全(肾小球滤过率<60 mL/min)。

极高危患者(符合以下一项或多项):①严重胸痛持续时间长、无明显间歇或>30 分钟,濒临心肌梗死表现。②心肌坏死物标志物显著升高和(或)心电图 ST 段显著压低(≥2 mm)持续不恢复或范围扩大。③有明显血流动力学变化,严重低血压、心力衰竭或心源性休克表现。④严重恶性心律失常,室性心动过速、心室颤动。

(2)非 ST 段抬高的急性心肌梗死多是非 Q 波性,此类患者不宜行溶栓治疗。低危患者以阿司匹林和肝素尤其是低分子肝素治疗为主,对中、高危患者行早期 PCI(72 小时内),对极高危患者行紧急 PCI(2 小时内)。其他治疗与 ST 段抬高的患者相同。

九、急救护理

(一)护理目标

(1)患者了解自身病情,预防或减少心肌梗死并发症的发生。

（2）患者及家属相信安全和正确的护理,有助于减少进一步的损害。

（3）提高护士对心肌梗死的相关知识和实践技能。

（4）为患者提供更优质的护理。

(二)护理措施

急性心肌梗死患者来院后应立即开始治疗,重点是监测和预防急性心肌梗死不良事件和并发症。

1.心理护理

急性心肌梗死患者病情危急,疼痛剧烈,伴有濒死感,常有恐惧心理,家属也十分紧张。护士应做好患者和家属的安慰工作,关心体贴患者,并重视患者及家属的感受。保持环境的安静,避免不良刺激。不要在患者面前讨论其病情,用积极的态度和语言开导患者,帮助其树立战胜疾病的信心。

2.监测

持续心电、血压监测,及时发现和处理心律失常、血流动力学异常和低氧血症。

3.卧床休息

血流动力学参数稳定且无并发症的急性心肌梗死患者一般卧床休息1～3天,病情不稳定及高危患者卧床时间应适当延长。采取平卧位或半坐卧位,患者进食、洗漱、翻身等活动由护士协助完成。1周后可逐渐过渡到床边活动,有并发症者酌情延长卧床时间。2周后可由床边、室内活动再过渡到室外活动。在活动过程中应监测心率、血压,询问其感受,观察其反应。

4.吸氧

给予鼻导管吸氧(2～4 L/min)。持续吸入3～5天后,可根据病情情形间断或停吸氧。

5.镇痛

应迅速给予有效镇痛剂,可给予吗啡3 mg静脉注射,必要时每5分钟重复1次,总量不超过15 mg。注意观察有无恶心、呕吐、低血压和呼吸抑制等不良反应。

6.饮食和通便

疼痛剧烈时禁食。最初2～3天以流质饮食为主,以后逐渐过渡至半流质饮食、软食和普食。食物应低脂、低胆固醇、易消化,禁止摄取太冷或太热的饮料。宜少食多餐,忌饱餐。保持大便通畅,切忌大便用力。适量进食水果和蔬菜,常规给予缓泻剂。

7.症状护理

(1)疼痛:①遵医嘱及时给予止痛药物,如肌内注射哌替啶、吗啡或罂粟碱。②吸氧,以增加心肌氧的供给。③溶栓治疗和急诊经皮冠状动脉腔内成形术是解除疼痛最根本的方法。

(2)心律失常:持续监测心电示波情况,出现异常情况及时报告医师并随时做好急救准备。前壁心肌梗死易出现窒性心律失常,下壁心肌梗死易出现缓慢型心律失常,在溶栓治疗和经皮冠状动脉腔内成形术后,容易出现再灌注心律失常。

8.再灌注治疗的护理

(1)溶栓治疗的护理:①溶栓前介绍溶栓的目的、注意事项,给予用药指导。②采血查凝血象,APTT 维持在 60～80 秒。③尿激酶 1.5×10^6 U 静脉滴注,30 分钟内完成,或输液泵泵入。④注意观察并记录溶栓效果及皮肤黏膜、消化道、呼吸道、泌尿道出血情况,尤其是脑出血。记录出血程度及出血量。⑤溶栓开始后 3 小时内每半小时记录 1 次心电图,每 2 小时抽血行心肌酶学检查至酶峰值后 2 小时,观察 ST-T 回落及酶学情况。倾听患者主诉,了解胸痛缓解情况。

(2)介入治疗护理。

术前护理:①检查所需的各项检查是否完备,如血常规、凝血象、免疫组合、心电图等。②介绍手术的目的、穿刺点的部位,手术的简要过程,手术中配合的要点及术后的注意事项。③训练床上排便。④备双侧腹股沟及外阴部皮肤(选择桡动脉穿刺除外)。⑤遵医嘱行抗生素、碘过敏试验,服用抗凝剂(波立维 300 mg 口服)。⑥正常饮食,少饮水。⑦排空大小便,左侧肢体建立静脉通路(尽量使用静脉留置针和可来福,以备术中急用)。

术后护理。①术后即刻护理:协助搬运患者,给予患者舒适卧位。测血压、心率、呼吸,触足背动脉搏动情况,做 12 导联心电图,观察切口敷料情况及患者返回病室时间。②1 次/0.5 小时×4 次观察并记录心率、呼吸、切口敷料有无渗出及足背动脉搏动情况,如均平稳,则 1 次/2 小时观察并记录至 24 小时。③高危患者需持续心电监护,观察有无心律失常及 ST-T 变化。④术侧肢体制动,防止鞘管滑出及出血。⑤拔除鞘管即刻护理:心电监护;测血压;观察患者面色、神志,有无恶心、呕吐等迷走神经亢进表现;鞘管拔除后,手指压迫穿刺点局部止血 20～30 分钟(压迫至止血为止),然后用 4 层纱布和弹性绷带加压包扎,沙袋压迫 6 小时,术侧肢体制动 12 小时,卧床休息 24 小时。桡动脉穿刺者,穿刺侧前臂及手腕制动 6～12 小时,术后患者可在室内自由活动。⑥观察患者排便情况,及时解除尿潴留。术后多饮水或在心功能允许情况下大量输液,使造影剂尽快排出体外,同时注意观察尿量、颜色和性质。沙袋去除后,遵医嘱协助患者下床活动。⑦遵医嘱应用抗生素 3～5 天,口服抗凝剂,观察体温的变化,凝血酶原时间及活动度测定结果。⑧协助患者进食、排便等,下蹲动作宜缓慢,防止伤口出血,满足生活需要。⑨注意倾听患者主诉,观察并发症;PCI 术后最严重的并发症是冠脉的急性闭塞、心律失常、迷亢、股动脉并发症(栓塞、血肿、出血等)。桡动脉穿刺者观察血液回流情况。

9.健康教育

(1)饮食调节:适度饮酒,限制钠盐,多食水果、蔬菜和低脂奶类食品。要求饱和脂肪占总热量的 7% 以下,胆固醇少于 200 mg/d。

(2)康复指导:建议运动以达到最大心率的 60%～65% 的低强度长期锻炼为安全有效。最好的运动方式是步行、慢跑、骑自行车等有氧运动。最低目标为每周 3～4 次,每次 30 分钟;理想目标为每天运动30～60分钟。个人卫生活动、家务劳动、娱乐活动对个人也是有益的。无并发症患者心肌梗死6～8周可以恢复性生活。

(3)戒烟:戒烟是心肌梗死后二级预防的重要措施。积极劝导患者戒烟。

(4)心理健康:保持乐观平和的心情,正确对待疾病可以有效地防止心肌梗死再复发。动员家庭和社会力量的支持,为患者创造良好的休养氛围,有利于康复。

(5)用药指导:告知患者药物的作用和不良反应,并教会患者定时测量脉搏,定期随诊。

第三章　血液内科护理

第一节　巨幼细胞贫血

一、定义

叶酸、维生素 B_{12} 缺乏或某些药物影响核苷酸代谢导致细胞核脱氧核糖核酸（DNA）合成障碍所致的贫血称为巨幼细胞贫血（megaloblastic anemia，MA）。

二、临床表现

(一)血液系统表现

起病缓慢，常有面色苍白、乏力、耐力下降、头昏、心悸等贫血症状。重者全血细胞减少，反复感染和出血。少数患者可出现轻度黄疸。

(二)消化系统表现

口腔黏膜、舌乳头萎缩，舌面呈"牛肉样舌"，可伴舌痛。胃肠道黏膜萎缩可引起食欲缺乏、恶心、腹胀、腹泻或便秘。

(三)神经系统表现和精神症状

因脊髓侧束和后束有亚急性联合变性，可出现对称性远端肢体麻木，深感觉障碍如震动感和运动感消失；共济失调或步态不稳；锥体束征阳性、肌张力增加、腱反射亢进。患者味觉、嗅觉降低，视力下降，黑矇症；重者可有大、小便失禁。叶酸缺乏者有易怒、妄想等精神症状。维生素 B_{12} 缺乏者有抑郁、失眠、记忆力下降、谵妄、幻觉、妄想甚至精神错乱、人格变态等。

三、诊断

(一)症状及体征

(1)消化道症状最早为舌炎,舌质鲜红伴剧痛,乳头呈粗颗粒状,晚期舌乳头萎缩,舌面光滑如镜。同时存在消化不良、腹泻。

(2)患者贫血貌,皮肤轻度黄染、水肿。

(3)神经系统症状以手足麻木、肢端刺痛多见。

(4)维生素 B_{12} 缺乏者还表现为震动感和位置觉的消失,步态异常,共济失调,视力障碍等。

(5)叶酸缺乏者多有狂躁、抑郁、定向力和记忆力减退等精神症状,称为"巨幼细胞性痴呆"。黏膜和皮肤可有出血点。免疫力低下,易感染。

(二)实验室检查

1.血象检查

呈大细胞性贫血,MCV、MCH 均增高,MCHC 正常。网织红细胞计数可正常。重者全血细胞减少。血片中可见红细胞大小不等、中央淡染区消失,有大椭圆形红细胞、点彩红细胞等;中性粒细胞核分叶过多(5 叶核占 5% 以上或出现 6 叶以上的细胞核),亦可见巨型杆状核粒细胞。

2.骨髓象检查

增生活跃或明显活跃,骨髓铁染色常增多。造血细胞出现巨幼变:红系增生显著,胞体大,核大,核染色质疏松细致,胞质较胞核成熟,呈"核幼浆老"状;粒系可见巨中、晚幼粒细胞,巨型杆状核粒细胞,成熟粒细胞分叶过多;巨核细胞体积增大,分叶过多。

3.血清维生素 B_{12}、叶酸及红细胞叶酸含量测定

血清维生素 B_{12} 缺乏,低于 74 pmol/L(100 ng/mL)。血清叶酸缺乏,低于 6.8 nmol/L(3 ng/mL),红细胞叶酸低于 227 nmol/L(100 ng/mL),若无条件测血清维生素 B_{12} 和叶酸水平,可给予诊断性治疗,叶酸或维生素 B_{12} 治疗 1 周左右网织红细胞计数上升者,应考虑叶酸或维生素 B_{12} 缺乏。

4.其他

(1)胃酸降低、恶性贫血时内因子抗体及 Schilling 试验(测定放射性核素标记的维生素 B_{12} 吸收情况)阳性。

(2)维生素 B_{12} 缺乏时伴尿高半胱氨酸 24 小时排泄量增加。

(3)血清间接胆红素可稍增高。

四、治疗

(一)原发病的治疗

有原发病(如胃肠道疾病、自身免疫病等)的 MA,应积极治疗原发病;用药后继发的 MA,应酌情停药。

(二)补充缺乏的营养物质

1.叶酸缺乏

口服叶酸,每次 5～10 mg,2～3 次/天,用至贫血表现完全消失。若无原发病,不需维持治疗;如同时有维生素 B_{12} 缺乏,则需同时注射维生素 B_{12},否则可加重神经系统损伤。

2.维生素 B_{12} 缺乏

肌内注射维生素 B_{12},每次 500 μg,每周 2 次;无维生素 B_{12} 吸收障碍者可口服维生素 B_{12} 片剂 500 μg,每天 1 次;若有神经系统表现,治疗维持半年到 1 年;恶性贫血患者,治疗维持终身。

五、护理措施

(一)一般护理措施

1.休息活动

根据病情适当休息,重度营养不良或有明显神经系统受影响者绝对卧床休息,给予生活照顾。经治疗症状缓解后可做轻度活动,但注意安全,防摔倒、损伤。

2.皮肤、毛发

保持皮肤、毛发清洁。除日常漱洗外,定时洗澡、洗头、理发、更衣。重症卧床者要在床上洗头、擦浴、更衣及换被单,长期卧床者要有预防压疮的措施,特别是有神经系统症状者,可有肢体麻木、感觉异常的情况,应定时翻身、变换体位,同时对受压部位及肢体给予温水擦拭及按摩,保持床位平整、清洁、干燥、舒适。

3.营养

摄取富含维生素 B_{12} 及叶酸的食品,如肝、肾、瘦肉及新鲜绿叶蔬菜等,纠正不正确的烹调习惯,烧煮时间不宜过长,否则蔬菜中叶酸损失过大。鼓励患者多吃水果以增加维生素 C 的摄入量,因为维生素 C 参与叶酸还原合成 DNA,维生素 C 缺乏亦能导致叶酸缺乏。婴儿期合理增加辅食。克服偏食,鼓励多种营养摄入。

4.心理

主动关心、体贴患者,做好有关疾病及其自我护理知识的宣传教育。特别对于有精神、神经症状的患者,更应给予关照,关注其情绪变化,及时疏导其不良心理状态,使之安心疗养。

(二)重点护理措施

(1)舌炎患者给予特殊口腔护理,可加用0.1%红霉素液或0.1%新霉素液漱口,局部溃疡可用锡类散或1%甲紫涂抹;局部疼痛影响进食者可在饭前用1%普鲁卡因漱口,待止痛后再进食,饭后用漱口水漱口或行口腔护理。

(2)胃肠道症状明显,如食欲缺乏、腹胀、腹泻等,酌情改用半流质饮食,每天5~6餐,少食多餐,忌油腻。根据情况给予助消化药物缓解胃肠消化不良症状。

(3)神经系统症状者减少活动,必要时卧床休息。需用拐杖的患者,要耐心指导其使用拐杖的方法,防止跌伤。

(4)观察用药反应,服用叶酸期间观察疗效的同时,注意观察不良反应,如变态反应,表现为红斑、皮疹、瘙痒、全身不适、呼吸困难、支气管痉挛。大剂量(15 mg/d连用1个月或更长时间)可引起胃肠不适,食欲缺乏、恶心、腹胀、胃肠胀气、口内不良气味等;还可出现睡眠不佳、注意力分散、易激动、兴奋或精神抑郁、精神错乱、判断力减弱等征象,一旦发生不良反应征象及时与医师联系给予相应处理。应用维生素 B_{12} 治疗时,大量新生红细胞生成,细胞外钾迅速移到细胞内,血钾下降,应按医嘱口服钾盐。治疗过程中还应注意观察肾功能变化,因为维生素 B_{12} 治疗可引起血清和尿中的尿酸水平升高以致肾脏损害,所以应随时了解患者有无肾功能不全的征象。此外,由于维生素 B_{12} 治疗后血小板计数骤增,还需注意观察患者有无发生血栓栓塞,特别在治疗第1周时更要随时警惕。

(三)治疗过程中可能出现的情况及应急措施

1.心力衰竭

应排除其他原因引起的心力衰竭,因为本病严重的贫血可使心肌缺氧而发生心力衰竭,所以使患者采取端坐位或倚靠坐位,双下肢下垂,以减少回心血量,并给予持续高流量氧气吸入,氧流量5~6 L/min,同时连续输注红细胞,并给予利尿剂、强心剂等药物,以防心力衰竭加重。

2.出血

由于血小板计数减少及其他凝血因子的缺乏,本病出血也不少见。出血严重者,可输注血小板,并选用止血剂,如水杨酸卡巴克洛5 mg,3次/天,口服。

3.痛风

严重的巨幼细胞贫血可见骨髓内无效造血引起的血细胞破坏亢进,致使血清内尿酸增高,引起痛风发作,但极为罕见。发生痛风,应卧床休息,抬高患肢,直至缓解后 72 小时开始恢复活动,并多饮水,可给予别嘌呤醇口服。

4.精神抑郁症

严重的巨幼细胞贫血不仅可发生外周神经炎,亦有发生精神异常者,这可能与维生素 B_{12} 缺乏有关。需加大维生素 B_{12} 的剂量,每周每次 $500 \sim 1\,000\ \mu g$。精神抑郁明显者,给予多虑平每次 25 mg,3 次/天,口服。

5.溶血

本病并发溶血,应考虑巨幼样变的红细胞遭破坏发生了溶血,并发的急性溶血以适量输血治疗为及时有效的方法。

6.低血钾症

严重的巨幼细胞贫血患者在补充治疗后,血钾可突然降低,要及时补钾盐,尤其是对老年患者及原有心血管病患者、食欲缺乏者要特别注意。

(四)健康教育

1.介绍疾病的知识

巨幼细胞贫血是由维生素 B_{12}、叶酸缺乏引起的一组贫血病,一类是营养不良引起的营养性巨幼细胞贫血,在我国多见,且多见于儿童和孕妇。另一类是恶性贫血,以北欧、北美等地老人多见,有遗传倾向和种族差异,我国罕见。一般营养性巨幼细胞贫血经过适当治疗可迅速治愈。恶性贫血需要终身治疗,疗效甚佳。

2.心理指导

鼓励和安慰患者安心疗养,消除不良情绪,积极配合诊疗和护理。有神经症状者,活动受限制而沮丧、焦虑,应给予精神安慰和支持,多与之交谈,掌握其心理状态、消除其消极心理。

3.检查治疗指导

除常规一般检查外,血液化验和骨髓穿刺检查、24 小时留尿化验等也必不可少。检查前向患者解释检查目的、方法、所需时间及注意事项。对于治疗过程中为了观察疗效或明确诊断的检查需重复做的情况,要耐心说明,减少患者的顾虑,使其能积极配合。在治疗过程中,特别是补充维生素 B_{12} 或叶酸制剂之前应向患者说明用药的目的、方法和可能的不良反应,使其有心理准备,一旦发生不良反应可主动向医护人员说明,以得到及时处理。

4.饮食指导

(1)进食叶酸和维生素 B_{12} 含量丰富的食物:叶酸在新鲜绿叶蔬菜或水果中含量最多,如胡萝卜、菠菜、土豆及苹果、西红柿等,而大豆、牛肝、鸡肉、猪肉、鸡蛋中含量亦不少。维生素 B_{12} 在动物食品中含量较多,如牛肝、羊肝、鸡蛋、牛肉、羊乳、干酪、牛奶、鸡肉等,臭豆腐、大豆和腐乳中含量亦很丰富。

(2)母乳、羊乳中维生素 B_{12} 含量不高,所以婴儿喂养要及时添加辅助食品。

(3)食物烹调后叶酸含量的损失在50%以上,尤其加水煮沸后更甚,因此,烧煮食物不要时间过长。

(4)克服偏食,从多种食物中获取营养。制订食谱,有计划地将饮食品种多样化。改进烹调技巧,促进食欲,以利于纠正贫血。

(5)维生素C参与叶酸代谢,多食维生素C含量丰富的食物有助于纠正叶酸缺乏。

5.休息、活动指导

有神经、精神症状者限制活动,卧床休息。病情允许的可在床上听广播、看电视或读书报等,但要适度,要保证充足的睡眠。病情转好的过程中逐渐加大活动量,制订活动计划,保证活动量的渐进性。休养环境安静、舒适。有周围神经炎症状的要注意肢体的保暖。如果用热水袋需注意水温不超过60 ℃,且热水袋外加套,以防烫伤。

6.出院指导

营养性巨幼细胞贫血大多数可以预防,注意进食含叶酸及维生素 B_{12} 的食物,纠正偏食及不正确的烹调方法。胃全切或次全切者按医嘱补充维生素 B_{12}。恶性贫血患者终身维持治疗,不可随意停药。患者出院后半年复查1次。

第二节 再生障碍性贫血

一、定义

再生障碍性贫血(aplastic anemia,AA,简称再障)通常指原发性骨髓造血功能衰竭综合征,病因不明。主要表现为骨髓造血功能低下、全血细胞减少和贫血、出血、感染。

根据患者的病情、血象、骨髓象及预后,可分为重型和非重型再生障碍性贫血。曾有学者将非重型进一步分为中间型和轻型,从重型中分出极重型。国内学者曾将 AA 分为急性型和慢性型再障,1986 年以后,又将急性型再障改称为重型再障-Ⅰ型,将慢性型再障进展成的急性型称为重型再障-Ⅱ型。

二、临床表现

(一)重型再生障碍性贫血

起病急,进展快,病情重。少数可由非重型再障进展而来。

1.贫血

苍白、乏力、头昏、心悸和气短等症状进行性加重。

2.感染

多数患者有发热,体温在 39 ℃以上,个别患者自发病到死亡均处于难以控制的高热之中。以呼吸道感染最常见,其次有消化道、泌尿生殖道及皮肤、黏膜感染等。感染菌种以革兰氏阴性杆菌、金黄色葡萄球菌和真菌为主,常合并败血症。

3.出血

皮肤可有出血点或大片瘀斑,口腔黏膜有血疱,有鼻出血、牙龈出血、眼结膜出血等。深部脏器出血时可见呕血、咯血、便血、血尿、阴道出血、眼底出血和颅内出血,后者常危及患者的生命。

(二)非重型再生障碍性贫血

起病缓慢,以贫血为首起的主要表现。出血多限于皮肤、黏膜且不严重。患者可合并感染,但常以呼吸道感染为主,容易控制。若治疗得当,不少患者可获得长期缓解以至痊愈。也有部分患者迁延不愈,病程长达数十年,久治无效者可发生颅内出血。少数后期出现急性再障的临床表现,称为慢性重型再障-Ⅱ型。

三、诊断

(一)AA 诊断标准

(1)全血细胞减少,网织红细胞百分数<0.01,淋巴细胞比例增高。

(2)一般无肝、脾大。

(3)骨髓多部位增生减低,造血细胞减少,非造血细胞比例增高,骨髓小粒空虚。有条件者做骨髓活检,可见造血组织均匀减少。

(4)除外引起全血细胞减少的其他疾病,如阵发性睡眠性血红蛋白尿症、骨髓增生异常综合征、自身抗体介导的全血细胞减少、急性造血功能停滞、急性白血病。

(5)一般抗贫血治疗无效。

(二)AA 分型诊断标准

(1)重型再障发病急,贫血进行性加重,严重感染和出血。血象具备下述 3 项中的 2 项:①网织红细胞计数绝对值$<5\times10^9/L$。②中性粒细胞$<0.5\times10^9/L$。③血小板计数$<20\times10^9/L$。骨髓增生广泛重度减低。

(2)非重型再障指达不到重型再障诊断标准的再障。

四、治疗

(一)支持治疗

1.保护措施

预防感染,注意饮食及环境卫生,重型再障需要保护性隔离;避免出血,防止外伤及剧烈活动;不用对骨髓有损伤作用和抑制血小板功能的药物。

2.对症治疗

(1)纠正贫血:通常认为血红蛋白低于 60 g/L,且患者对贫血耐受较差时,可输注红细胞,但应防止输血过多。针对严重贫血及存在出血倾向的患者给予输血治疗,一般以输浓缩红细胞为宜。慢性再障患者长期多次输血后可产生同种异体血小板和白细胞抗体,易发生输血反应,应选用洗涤红细胞或冰冻储存血。如由纠正血小板计数减少所致的出血,最好输血小板,无条件的可输新鲜全血。

(2)控制出血:可用酚磺乙胺(止血敏)、氨基己酸(泌尿生殖系统出血患者禁用)。女性子宫出血可肌内注射丙酸睾酮。输浓缩血小板对血小板计数减少引起的严重出血有效。当血小板输注无效时,可输 HLA 配型相配的血小板。肝脏疾病如有凝血因子缺乏时应予以纠正。

(3)控制感染:及时采用经验性广谱抗生素治疗,同时取感染部位的分泌物或尿、大便、血液等做细菌培养和药敏试验,药敏试验有结果后应换用敏感的抗生素。长期广谱抗生素治疗可诱发真菌感染和肠道菌群失调。真菌感染可用两性霉素 B 或伊曲康唑等抗真菌药物。

(4)护肝治疗:再障常合并肝功能损害,应酌情选用护肝药物。

(二)针对发病机制的治疗

1.免疫抑制治疗

(1)抗淋巴/胸腺细胞球蛋白(ALG/ATG):用于重型再障。ALG $10\sim15$ mg/(kg·d)连用 5 天或 ATG $3\sim5$ mg/(kg·d)连用 5 天;用药前需做过敏试验,静脉滴注 ATG 不宜过快,每天剂量应维持点滴 $12\sim16$ 小时,用药过程中用糖皮质激素防治变态反应和血清病;可与环孢素(CsA)组成强化免疫抑制方案。

(2)CsA:6 mg/(kg·d)左右,疗程一般长于 1 年。

(3)其他:CD3 单克隆抗体、麦考酚吗乙酯(MMF,骁悉)、环磷酰胺、甲泼尼龙等治疗重型再障。

2.促造血治疗

(1)雄激素:司坦唑醇(康力龙)2 mg,3 次/天;十一酸睾酮(安雄)$40\sim80$ mg,3 次/天;达那唑 0.2 g,3 次/天;丙酸睾酮 100 mg/d 肌内注射。应视药物的作用效果和不良反应(如男性化、肝功能损害等)调整疗程及剂量。

(2)造血生长因子:特别适用于重型再障。重组人粒细胞集落刺激因子,剂量为 5 μg/(kg·d);重组人红细胞生成素,常用 $50\sim100$ U/(kg·d)。一般在免疫抑制治疗重型再障后使用,剂量可酌减,维持 3 个月以上为宜。

3.造血干细胞移植

对 40 岁以下、无感染及其他并发症、有合适供体的重型再障患者,可考虑造血干细胞移植。

(三)中西医结合治疗

治疗以补肾为本兼益气活血,常用中药为鹿角胶、仙茅、淫羊藿、黄芪、生熟地、首乌、当归、苁蓉、巴戟、补骨脂、菟丝子、枸杞子、阿胶等。国内治疗慢性再障常用雄激素合并中医补肾疗法。

(四)造血细胞因子和联合治疗

红细胞生成素治疗再障需要大剂量才可能有效,一般剂量不会取得任何效果。造血细胞因子价格昂贵,目前仅限于重型再障免疫抑制治疗时的辅助用药。目前再障治疗多采用联合治疗,包括ALG/ATG和 CsA 联合治疗、CsA 和雄激素的联合治疗等。

五、护理措施

(一)一般护理措施

1.休息活动

急性再障患者应绝对卧床休息;慢性再障、贫血不严重的可适当活动;对卧床不能生活自理的患者给予生活照顾。

2.皮肤、毛发

保持皮肤、毛发的清洁,除日常漱洗外,定时洗澡、洗头、剪指(趾)甲、理发、剃须、更衣。重症卧床者做床上擦浴、更衣和换被单。长期卧床者制订预防压疮的措施,定时翻身、变换体位,受压部位以温水擦拭及按摩,保持床位平整、清洁、干燥、舒适。尽量不用肌内或皮下注射给药法。此外,患者口腔、外阴及肛周的清洁十分重要,为预防感染应每天早晚刷牙,饭后漱口,大便后坐浴,有痔者尤需预防感染。

3.营养

给予高蛋白、高维生素、易消化的饮食,如鸡肉、猪肉、牛肉、羊肉、蛋、鱼、动物肝脏及各种果蔬等,烹调食品宜清淡和无刺激性,禁辛辣油腻饮食。急性患者,特别是有出血倾向的,改用无渣半流质或流质。有严重消化道出血者应禁食,以静脉补充营养。

4.心理

注意观察、掌握患者的心理状态,及时疏导不良情绪,使之安心接受治疗。发现情绪异常及时向医师及有关人员报告并采取措施处理。有针对性地介绍有关疾病的知识及自我护理的方法,使之主动配合医疗、护理措施的实施。病情稳定者可安排定时看电视,听广播。

5.环境

保持住院环境的清洁、整齐、舒适、安静,定期彻底清扫消毒病室,控制探视和陪伴者的人数和时间。保护性隔离期间,室内采取家庭化布置,可配备花窗帘、花卉(用假花可清洁消毒)、电视机并接通对讲机,使患者能与亲属交谈。

(二)重点护理措施

1.严重贫血

有疲乏、无力、心悸、气短者减少活动,卧床休息以减少耗氧。

2.出血倾向者

密切观察出血倾向有无加重,如皮肤黏膜出血、鼻出血、齿龈出血及眼底出血时给予适当的对症处理,如少量鼻出血可用干棉球或蘸1∶1 000肾上腺素棉球填塞压迫止血并局部冷敷;如果大量鼻出血而简单止血无效时,需请耳鼻喉科医师应用器械进行止鼻血术。迅速做好物品的准备,包括止鼻血手术包、止血药物、敷料等,协助医师操作,安排患者合理的体位,床旁增加照明灯并随时观察患者生命体征。口腔黏膜出血时可用冷开水或小苏打水漱口,必要时用1∶1 000肾上腺素棉球贴敷渗血黏膜处;眼底出血者注意不能揉擦眼球,以防止出血加重。如果患者发生咯血、消化道出血或颅内出血时,立即通知医师,同时做好一切抢救准备,按咯血、消化道大出血及颅内出血护理常规实施。

3.感染发热

协助医师尽快找出感染灶所在部位,以利于行细菌培养和药物敏感试验,有效应用抗生素。患者感染引起发热体温在39 ℃以上者可给予物理降温,以温水擦浴并以冰帽、冰袋或冷水毛巾冷敷头部。患者不宜用乙醇擦浴。如果患者出汗多,应及时协助擦汗,必要时更换贴身衣服、被单,鼓励多饮水,补充丢失水分。注意患者体温、脉搏、呼吸和血压等生命体征的变化,随时警惕感染引起败血症而发生感染性休克,或水、电解质丢失,引起低血容量性休克。再障患者尽量不用退热剂,禁止应用可以引起再障的药物,尤其是一些解热止痛剂、抗生素、镇静安定药,最好在患者的病历夹封面处明显标出,以示医护人员注意。

4.用药观察

应用雄激素会有不同程度的不良反应,最常见的为痤疮,女性患者易出现停经和男性化现象并可有水肿、失眠。儿童患者用药后除男性化之外,可能出现精神兴奋,不能入睡或阴茎勃起等异常表现等,故用药前向患者或其家属做适当说明并让其明了停药后不良反应可逐渐消失,解除其顾虑和不安。长期肌内注射丙酸睾酮易引起局部硬结,为纤维化改变,阻碍药物吸收,故注射时应多部位轮换及深部肌内注射,选用适当的注射针头。已纤维化的局部可应用热敷以利软化。口服的雄激素制剂易发生肝脏损害,应定期检查肝功能,注意观察并及时向医师报告。

CsA的不良反应主要为肝肾损害、胃肠紊乱、白细胞计数减少及牙龈增生,少数可有多毛、手颤、末梢感觉异常、高血压、头痛等,停药后均可消退。

应用抗淋巴细胞球蛋白(ALG)或抗胸腺细胞球蛋白(ATG)治疗期间安排患者住保护性隔离病室,如为空气层流洁净病室最为理想。患者躯体做清洁、消毒处理并口服缓释抗生素,防治肠道感染。ATG的不良反应可有发热、皮疹、血清病,注意观察。

(三)治疗过程中可能出现的情况及应急措施

1.感染

对其实行保护性隔离,可住层流病室,避免交叉感染,病室定时开窗通风,每天用紫外线消毒房间,用消毒液擦拭地面、家具和用物。向患者和家属说明减少探视的重要性,防止交叉感染。医护人员严格无菌操作,患者做好口腔护理和皮肤护理,每天进食前后用氯己定或生理盐水漱口,每次便后用温水擦洗肛周皮肤,并每天进行高锰酸钾坐浴,防止肛周感染的发生。

2.脑出血的护理

观察患者有无脑出血先兆,如头痛、视物模糊、喷射性呕吐、精神烦躁不安等。

(1)迅速通知医师。

(2)协助患者取平卧位,头偏向一侧,随时清理呕吐物或分泌物,头枕冰袋或冰帽。调节吸氧流量,保持呼吸道通畅。

(3)迅速建立静脉通道,按医嘱给予脱水剂、止血药或输浓缩血小板。

(4)观察患者意识状态、血压、脉搏及呼吸频率、节律,记录 24 小时出入量。

(四)健康教育

1.介绍疾病知识

再障简称再障。多数患者发病原因不清楚,但不能排除有可能接触过某些化学的、物理的或生物的致病原而引起人体内造血干细胞的数量减少或造血功能异常,使全血细胞减少而贫血。临床表现为贫血、感染发热、出血,根据临床表现的程度与发病缓急不同,分为急性再障和慢性再障。目前再障已不是不治之症,只要有及时适当的治疗,合理的疗养,病情完全可以缓解或治愈。

2.心理指导

慢性再障患者多因病情迁延不愈,时有病情反复而产生消极失望情绪,宜给予精神鼓励,使之对疾病治疗抱有希望,以安心坚持治疗。急性再障患者起病急,病情严重,其精神负担重,可因自身疾病痛苦难熬,拖累亲友及医药费用等因素而产生心理危机,发生如自杀、自残等行为。应通过与患者或亲友交谈掌握患者心理及时劝慰,协助解决患者生活中的难题,指导家属尽量阻断不利于患者疗养的信息,避免各种外来精神刺激。与患者多沟通交谈,使身体不适及时得到对症处理,减少患者痛苦,消除不良心理。

3.检查治疗指导

在确定诊断和观察治疗效果的过程中,患者需要接受各种检查。在检查之前护士应向其做必要说明,如检查的目的、方法和时间等,使之有心理准备,有利于配合。再障患者对多次抽血、骨髓穿刺易有顾虑,认为抽血和骨髓会加重贫血,特别需要做耐心的解释,告诉患者这种检查是明确诊断和观察治疗必不可少的措施,一般采标本量极少,不会对身体产生不良影响。

实施各种治疗措施之前要让患者有心理准备和明了如何配合医护人员,对于治疗中的不良反应给予解释,如用雄激素后产生男性化现象,特别是女性患者十分苦恼,顾虑多甚至不接受用药。向患者说明病情好转停药后不良反应将逐渐消失,使之解除顾虑,坚持治疗。长期应用糖皮质激素的患者易发生向心性肥胖、满月脸而形象改变,为此,患者不太情愿接受此种治疗,或暗自停药、丢弃药物而中断治疗。护士要指导患者坚持用药,切不可突然停药,病情允许的情况下,必须按医嘱逐渐减量至停药,否则易引发应激性胃溃疡及病情反弹。如果患者接受免疫抑制疗法或骨髓移植治疗,应将治疗计划向患者做必要的说明,以使其明了治疗过程各步骤中需配合的事项,做到胸中有数,有利于治疗顺利进行。

4.饮食指导

患者应选用高蛋白、高维生素食品。为保证营养摄入可指导患者制订周日食谱,做到每餐荤素搭配,荤菜以鸡肉、猪肉、牛羊肉、蛋类、鱼类及肝脏为主,素菜选用新鲜蔬菜制作,尤其以绿叶菜为好。烹调食品尽量适合个人口味以促进食欲,两餐之间应加新鲜水果或果汁。进食宜清淡,避免辛辣、过酸、过麻、过热等刺激性和油腻食物。患者高热、食欲缺乏或出现轻度消化道出血时改为半流质或无渣流质。半流质是呈半流动状易咀嚼和消化的食物,每天5~6餐,如米粥、面条汤、肉末稀饭等;无渣流质呈流体状,无渣,不用咀嚼,易消化,每天6~8餐(2~3小时1餐)。消化道出血严重时必须禁止饮食,避免食物刺激加重出血。

5.休息、活动指导

(1)急性再障或慢性再障病情恶化者,绝对卧床休息,病情稳定后逐渐做适当活动。

(2)慢性贫血严重者尽量卧床休息,避免活动过多及骤起骤立,起床时须由人扶持稍坐片刻,待适应后再下床。如厕排便应用坐式便桶,避免蹲式排便后起立时晕厥。

(3)病情稳定的慢性再障患者,可做轻微的活动,如适当的娱乐、看电视、听广播和看书报,也可做些小手工,为住院生活增加乐趣。

6.预防感染指导

(1)患者全血细胞减少,抵抗力低下而易并发各种感染,保持病室环境的洁净,定时通风并行空气消毒,使空气新鲜,阳光充足。床单位用物简洁,尤其床头柜内不要堆放过多的携带物品,随时清理废弃垃圾。平时病友之间少走动。互串病室和病床位易发生交叉感染。减少探视,一般病情允许不必留陪伴人员在院,有利于住院环境的卫生管理。当白细胞计数<$0.5×10^9$/L 时,最好进行保护性隔离(住单间或住无菌层流室),室内严格消毒,谢绝探视。

(2)患者因体虚无力和怕受凉常常拒绝洗澡、洗头等躯体清洁措施实施,应向患者及家属说明皮肤清洁的必要性:因为发热、出汗,皮脂腺丰富处(毛发密集部位)易发生疖肿而成为感染灶,故保持皮肤的清洁非常重要。勤洗澡,及时更换内衣,勤理发和剃须,以免毛囊皮脂腺管发生阻塞致感染发生。洗浴时,注意适合的温度和关好门窗保持室温,避免拖延时间过久,引起受凉感冒。长期卧床患者按时翻身和行床上擦浴,对受压处进行按摩,改善局部血液循环,预防压疮的发生。

(3)保持口腔清洁,减少口腔感染的机会。口腔无出血者可用软毛牙刷于晨起、睡前刷牙。每次饭后用盐水或专用漱口液漱口,将口腔内食物残渣漱洗净为止。口腔血泡、牙龈渗血或形成溃疡的改为盐水和漱口液漱口,随时进行,餐后由护士进行特殊口腔护理。

(4)注意肛门、外生殖器的清洁,每次便后用温水冲洗,大便后用1:5 000高锰酸钾液坐浴15~20分钟,每天更换内裤。女性尤其应注意经期卫生。

7.出血防治方法指导

(1)不要用力擤鼻涕和挖鼻。宜用软毛牙刷,口腔如已有出血改用漱口液漱口,防止因刷牙加重出血。

(2)活动时避免损伤,进行各种穿刺检查后要局部施压5~7分钟。

(3)内衣应柔软、宽大、舒适,避免粗糙、紧束的衣着。勤修剪指(趾)甲,防止自搔时抓伤。

(4)保持大便通畅,预防呼吸道疾病,避免因便秘和剧烈咳嗽而诱发和加重出血。

(5)注意观察大小便颜色,性状,皮肤、黏膜出血征象,出现头痛、视物模糊、喷射性呕吐等情况,立即报告医护人员处理,谨防颅内出血。

8.出院指导

病情缓解出院的患者,仍要注意休息,避免劳累,及时添加衣被,避免受凉感冒,以防诱发加重病情。每1~2周追踪检查血常规。病情变化随时回院就诊。

第三节 自身免疫性溶血性贫血

一、定义

自身免疫性溶血性贫血(autoimmune hemolytic anemia,AIHA)是免疫识别功能紊乱,自身抗体吸附于红细胞表面而引起的一种溶血性贫血。根据致病抗体作用于红细胞时所需温度的不同,AIHA分为温抗体型和冷抗体型2种。

抗体为IgG或C_3,少数为IgM。37 ℃最活跃,为不完全抗体,吸附于红细胞的表面。致敏红细胞易被巨噬细胞所破坏,部分膜被破坏可形成球形红细胞。IgG和C_3抗体同时存在可引起比较严重的溶血。

原因不明的原发性AIHA占45%。继发性的病因有:①感染特别是病毒感染。②结缔组织病如系统性红斑狼疮、类风湿关节炎、溃疡性结肠炎等。③淋巴增生性疾病。如慢性淋巴细胞白血病、淋巴瘤、骨髓瘤等。④药物如青霉素、头孢菌素、甲基多巴、氟达拉滨等。

二、临床表现

急性型多发生于小儿伴病毒感染者,偶也见于成人。起病急骤,有寒战、高热、腰背痛、呕吐,严重时有休克、昏迷。多数温抗体型AIHA起病缓慢,成人多见,无性别差异,表现为虚弱及头昏。体征包括皮肤黏膜苍白,黄疸;轻中度脾大(50%),质较硬,无压痛;中度肝大(30%),质地硬但无压痛。急性溶血阶段白细胞计数增多。10%~20%的患者合并免疫性血小板计数减少,称为Evans综合征;骨髓有核细胞增生,以幼红细胞增生为主。

本病以女性为多,从婴儿至老年均可累及,国外报道73%是40岁以上者。急性发病多见,尤其是伴有感染者。起病时的症状各病例不相同。不少病例同时存在其他有关疾病,如恶性肿瘤、红斑狼疮或传染病的症状成为主要症状而掩盖了贫血症状。本病主要症状是贫血,表现为软弱、乏力、头晕,体力活动时气急、心悸等。急性溶血性贫血严重者,可发生晕倒,出现半昏迷和轻度的全身衰竭症状。尿色变深,极少数患者可有血红蛋白尿,同时可有寒战、发热、腹痛、呕吐、腹泻等。

三、诊断

(一)临床表现

原发性温抗体型自身免疫性溶血性贫血患者多为女性,年龄不限。临床除溶血和贫血外,无特殊症状,半数患者有脾大,1/3有黄疸及肝大。继发性自身免疫性溶血性贫血常伴有原发疾病的临床表现。

(二)实验室检查

(1)直接抗人球蛋白试验(Coombs 试验)是测定吸附在红细胞膜上的不完全抗体和补体较敏感的方法,是诊断 AIHA 的重要依据。在生理盐水内,吸附不完全抗体或补体的致敏红细胞并无凝集,因为不完全抗体是单价的。加入完全、多价的抗人球蛋白抗体后,后者与不完全抗体 Fc 段相结合,起搭桥作用,可导致致敏红细胞相互凝集,即直接 Coombs 试验阳性。

(2)间接抗人球蛋白试验则可测定血清中游离的 IgG 或 C_3。如有溶血性贫血,Coombs 试验阳性,近 4 个月内无输血或可疑药物服用史;冷凝集素效价正常,可以考虑温抗体型 AIHA 的诊断。Coombs 试验阴性,但临床表现较符合,糖皮质激素或切脾有效,除外其他溶血性贫血(特别是遗传性球形细胞增多症),可诊断为 Coombs 试验阴性的 AIHA。排除各种继发性 AIHA 的可能,无病因者诊断为原发性 AIHA。继发性 AIHA 必须明确引起溶血的诱发疾病,可依据原发病的临床表现和有关实验室检查加以鉴别。

四、治疗

(一)病因治疗

积极寻找病因治疗原发病,感染所致本病多数可以自愈。继发于卵巢囊肿、畸胎瘤等可以手术切除的病例,手术后可治愈;继发于造血系统肿瘤者,在治疗原发病的同时可加用泼尼松,多数患者需长期治疗。

(二)肾上腺皮质激素

肾上腺皮质激素为治疗本病之首选药物。治疗机制是肾上腺皮质激素抑制了巨噬细胞清除吸附红细胞抗体的作用,或使抗体结合到红细胞的作用降低,或抑制抗体的产生。一般在用药后 4~5 天,网状内皮系统清除受抗体或补体致敏红细胞的能力即见减退。按医嘱口服给药,泼尼松开始 1~1.5 mg/(kg·d),1 周后溶血停止,红细胞恢复正常,逐渐减少剂量,至每天仅 5~10 mg,小剂量维持至少 3~6 个月。急性发作、严重贫血者可用氢化可的松 100 mg 静脉滴注，2 次/天。老人或轻度贫血者，可用泼尼松 10~20 mg 口服，隔天 1 次。

(三)达那唑

达那唑是人工合成的 17α-乙炔睾丸酮衍生物，作用性较弱，但具有免疫调节作用，能降低患者的抗 IgG 和抗 C_3 的滴度，有稳定红细胞膜的作用。一般 3 次/天，每次 0.2 g。本药也可与激素合用，贫血纠正后可先减少或停用激素，单用本药，疗程一般不少于 1 年。本药的不良反应有肝损害(表现为 ALT 上升)、多毛、脱发、肌痛及皮脂溢出。

(四)环孢菌素 A

环孢菌素 A 能抑制 T 细胞介导的同种和自身免疫反应。对激素无效的病例加用本药4.6 mg/(kg·d)，2 周后溶血可逐渐缓解。

(五)免疫抑制剂

用于对激素治疗无效或必须依赖大剂量泼尼松维持者，或切脾有禁忌、切脾无效者。常用药品有环磷酰胺[1.5~2 mg/(kg·d)]、硫唑嘌呤[2~2.5 mg/(kg·d)]，约 45% 有较好的疗效。免疫抑制剂可与激素合用，血象缓解后可先停用激素，本药改为维持量。免疫抑制剂试用 4 周后疗效不佳的，可增加剂量或改换其他制剂。治疗期间必须密切观察血象变化，至少每周检查 1 次，特别注意骨髓抑制致严重感染的预防。

(六)脾切除

脾脏是抗体的生成器官，又是致敏红细胞的主要破坏场所，对于肾上腺皮质激素治疗无效或需较大剂量才能维持缓解者，均可考虑脾切除手术治疗。切脾后血中致敏红细胞的寿命有所延长。

(七)输血

患者的自身抗体有时对输入的红细胞也产生致敏作用，对 Rh 抗原的红细胞有强烈反应，因而仅能输入缺乏这类抗原的红细胞以防溶血。输血前详加检查交叉配血试验、妊娠或输血而引起的同种抗体，如抗 Rh、抗 Kell 及抗 Kidd，以防溶血反应。以应用洗涤后的红细胞输注为宜。

五、护理措施

(一)一般护理措施

遵照血液病临床一般护理原则。

1.休息活动

严重贫血、急性溶血、慢性溶血合并危象的患者,应绝对卧床休息。

2.营养

给予高蛋白、高维生素、高热量易消化食物,有助于纠正贫血。溶血发作期间不吃酸性食品(各种肉类、鱼、虾等水产),选择碱性食品,如豆腐、海带、奶类及各种蔬菜水果。

3.预防感染

特别是免疫抑制剂治疗期间,更加注意皮肤黏膜的清洁护理,定时洗澡或擦浴、洗头、剪指(趾)甲、更衣和被盖,早晚刷牙,饭后漱口,保持口腔清洁。口腔内有血泡或溃疡的,定时用碘甘油涂抹或紫外线探头照射治疗。保持大便通畅,大便后清洗外阴及肛周,有痔者应坐浴(用 1 : 5 000 高锰酸钾液),预防肛周感染。

4.密切观察

密切观察体温、脉搏、呼吸、血压变化及用药、输血的治疗效果及不良反应。

(二)重点护理措施

(1)观察尿色、尿量并记录,如果尿色逐渐加深,甚至酱油样,说明溶血严重,及时报告医师。尿量少时按医嘱给予利尿,警惕肾脏损害。

(2)观察巩膜皮肤黄染的变化:黄疸的轻重与溶血的程度有关,黄疸的加重标志着溶血严重,结合尿色及性质的观察及时与医师联系。

(3)苍白、头晕、乏力、活动气急:贫血所致,如果贫血发展急剧,则有可能发生晕倒和全身出现衰竭状态,故患者需安静卧床,不要突然坐起或起立,防摔倒跌伤。必要时按医嘱给予输血治疗。

(4)发热:体温较高时可用物理降温法,如头部置冰袋、温水擦浴或乙醇擦浴(有出血倾向的不用乙醇擦浴)。注意观察体温变化,如体温持续不降,可按医嘱给予解热药物。降温过程中注意水分的补充,防虚脱。

(三)治疗过程中可能出现的情况及应急措施

1.肾功能损害

密切观察尿色,出现酱油色尿、茶色尿及时留取尿标本以备送检。准确记录出入量,嘱患者多饮水,日液体入量应在 1 000 mL 以上,防止肾功能的损害。血尿者,应卧床休息并遵医嘱输注止血药及碱化利尿液体。

2.低血钙的护理

进行血浆置换时,由于血浆采用枸橼酸抗凝,枸橼酸盐与血钙络合而产生低血钙反应。因此在行血浆置换前后,应遵照医嘱适量补充钙剂。置换采用的穿刺针较粗大,应选择上臂粗大的血管,尽量做到一针穿刺成功,减少患者的痛苦。必要时可采用股静脉穿刺,并做好患者及家属的解释工作,以减少他们的惧怕心理,取得其配合。

3.低血压

低血压是血浆置换的主要并发症,置换过程中密切观察患者神志及血压变化,当血压低于90/60 mmHg或患者出现心悸、胸闷等不适症状时,应遵医嘱给予吸氧及增加血容量等处理。

4.变态反应

注意观察有无变态反应,出现皮肤瘙痒、皮疹、寒战等症状时,应积极予以抗过敏治疗。

5.感染

严密监测体温的变化。体温高时及时通知医师予以对症处理,严格遵照医嘱准时输注抗生素等药物,保持皮肤的清洁卫生、保持床单位及衣服的清洁干燥。病室每天紫外线照射消毒2次,并注意定时通风。做好口腔护理,保持口腔的清洁卫生,早晚及饭后用漱口液漱口。做好肛周护理,每晚及便后用1∶20的碘伏液坐浴,以保持肛周的清洁。出现手(足)破溃者予以1∶5 000的高锰酸钾和1∶20的聚维酮碘液交替泡手(足),4～5次/天。化疗的护理,由于输注细胞毒性药物容易引起胃肠道的不适,因此在输注药物时,应告知患者及家属可能出现的不良反应,避免其心理紧张。饮食宜清淡易消化,减少对胃肠道的刺激,并应严格按照医嘱时间输注。心理护理,患者可因高热、尿液改变等表现出焦虑和紧张,在治疗护理中,主动与其沟通交流,并鼓励和安慰患者。关心、体贴患者,取得他们的信任,向其介绍目前医学对于本病治疗的发展,讲解该病的成功病例,积极开导,使其增强战胜疾病的信心。

(四)健康教育

1.介绍疾病知识

温抗体型自身免疫性溶血性贫血过去临床上称为获得性溶血性黄疸,这种贫血患者的机体免疫功能不正常,产生的抗体会破坏自己的正常红细胞,以致发生溶血和贫血。多数患者病程长,可有多次发作和缓解。主要表现为黄疸、尿色变深甚至酱油色,同时有不同程度的贫血及其引起的症状。本病有原发性和继发性2种。原发性诱发病因不清楚,继发性是由于身患某些疾病而引起本病发作,其预后取决于原发病的性质。

2.心理指导

急性溶血发作而产生系列症状,患者或患儿家长多有恐惧、焦虑心理,应给予安慰和鼓励,使其增强对治疗的信心及安定情绪。不少患者因同时存在难治性疾病,如恶性肿瘤、红斑狼疮等,易产生消极心理。护理工作中注意观察,了解患者心态,给予心理支持,提供生活上的帮助,疏导不良情绪,有利于其配合治疗。

3.检查、治疗指导

检查前向患者说明检查的项目、目的和留标本的方法等。患者及患儿的家长易对反复取血或骨髓检查有顾虑,应给予耐心解释,使之理解检查的意义并主动配合。指导患者观察尿色及留尿标本的方法。治疗过程中向患者说明药物的治疗作用和可能出现的不良反应,如激素、达那唑、免疫抑制剂或输血等治疗,使之主动配合治疗,观察疗效和不良反应,有利于及时调整药物治疗方案和处置不良反应。对于激素、达那唑等药物引起患者外观形象的变化,要耐心解释待病情好转停药后将自行消失,消除患者的顾虑,有助于其坚持治疗。

4.饮食指导

溶血发作期间避免食用酸性食品,有利于保护肾脏。常见的酸性食品是猪肉、牛肉、鸡肉、蛋黄、鲤鱼、鳗鱼、牡蛎、干鱿鱼、虾、白米、面粉制品、花生、啤酒等。为纠正贫血应增加营养的摄入,指导患者选用高蛋白、高维生素食品,如瘦肉、蛋类、乳类、鱼虾水产类、豆腐及其制品均为高蛋白食品。膳食做到荤素搭配,辅以各种新鲜蔬菜及水果,以增加多种维生素的摄入量。主食可按个人习惯选用。食欲缺乏者可少食多餐,增加用餐次数,提高营养的摄入量。

5.休息、活动指导

急性溶血发作或严重贫血者应卧床休息以减少耗氧。轻度贫血、恢复期患者可进行适当活动。患者要保证充足的睡眠,可适当看电视、听广播等,但不可过度疲劳。

6.出院指导

向患者交代坚持服药治疗,按医嘱定期复诊。指导患者注意观察巩膜有无黄染情况及尿色变化,如出现异常及时留尿来院检查,注意预防感冒。

第四节　缺铁性贫血

一、定义

缺铁性贫血(iron deficiency anemia,IDA)是指体内可用来制造血红蛋白的贮存铁缺乏,血红蛋白合成减少而引起的一种小细胞、低色素性贫血,是最常见的一种贫血,生育年龄的妇女(特别是孕妇)和婴幼儿发病率较高。

二、临床表现

(一)贫血表现

常见乏力、易倦、头昏、头痛、耳鸣、心悸、气促、食欲缺乏等,伴苍白、心率增快。

(二)组织缺铁表现

精神行为异常,如烦躁、易怒、注意力不集中、异食癖;体力、耐力下降;易感染;儿童生长发育迟缓、智力低下;口腔炎、舌炎、舌乳头萎缩、口角炎、缺铁性吞咽困难;毛发干枯、脱落;皮肤干燥、皱缩;指(趾)甲缺乏光泽、脆薄易裂,重者指(趾)甲变平,甚至凹下呈勺状(匙状甲)。

(三)缺铁原发病表现

如消化性溃疡、肿瘤或痔疮导致的黑便、血便、腹部不适,肠道寄生虫感染导致的腹痛或大便性状改变,妇女月经过多,肿瘤性疾病的消瘦,血管内溶血的血红蛋白尿等。

三、诊断

(1)患者具有缺铁性贫血的症状及体征:乏力、易倦、气促、食欲缺乏等,注意患者是否存在精神行为异常和缺铁原发病表现。

(2)根据国内的诊断标准,缺铁性贫血的诊断标准为以下2条:①贫血为小细胞低色素性。男性 Hb<120 g/L,女性 Hb<110 g/L,孕妇 Hb<100 g/L;MCV<80 fl,MCH<27 pg,MCHC<32%。②有缺铁的依据为符合贮铁耗尽(ID)或缺铁性红细胞生成(IDE)的诊断。

ID符合下列任一条即可诊断:①血清铁蛋白<12 μg/L。②骨髓铁染色显

示骨髓小粒可染铁消失,铁粒幼红细胞<15％。

IDE:①符合 ID 诊断标准。②血清铁低于 8.95 μmol/L,总铁结合力升高>64.44 μmol/L,转铁蛋白饱和度<15％。③FEP/Hb>4.5 μg/gHb。

(3)存在铁缺乏的病因,铁剂治疗有效。

四、治疗

(一)病因治疗

IDA 的病因诊断是治疗 IDA 的前提,只有明确诊断后方有可能祛除病因。如婴幼儿、青少年和妊娠妇女营养不足引起的 IDA,应改善饮食;胃十二指肠溃疡伴慢性失血或胃癌术后残胃癌所致的 IDA,应多次检查大便潜血,做胃肠道 X 线或内镜检查,必要时行手术根治;月经过多引起的 IDA,应调理月经;寄生虫感染者应行驱虫治疗等。

(二)补铁治疗

首选口服铁剂,如琥珀酸亚铁 0.1 g,3 次/天。餐后服用胃肠道反应小且易耐受。应注意,进食谷类、乳类和茶等会抑制铁剂的吸收,鱼类、肉类、维生素 C 可加强铁剂的吸收。口服铁剂后外周血网织红细胞计数增多,服药5～10 天后达到高峰,2 周后血红蛋白浓度上升,一般 2 个月左右恢复正常。铁剂治疗血红蛋白恢复正常至少持续 4 个月,待铁蛋白正常后停药。若口服铁剂不能耐受或吸收障碍,可用右旋糖酐铁肌内注射,每次 50 mg,每天或隔天1 次,缓慢注射,注意变态反应。注射用铁的总需量(mg)=(需达到的血红蛋白浓度-患者的血红蛋白浓度)×0.33×患者体重(kg)。

五、护理措施

(一)一般护理措施

1.休息、活动

轻度的缺铁性贫血症可适当活动,一般生活基本能自理,但不宜进行剧烈运动和重体力劳动;严重的缺铁性贫血多存在慢性出血性疾病,体质虚弱,活动无耐力,应卧床休息,给予生活协助。患者调整变换体位时要缓慢并给予扶持,防止因体位突变发生晕厥、摔伤。

2.皮肤、毛发

保持皮肤、毛发的清洁,除日常洗漱,如洗脸、洗手、泡足、洗外阴、刷牙漱口之外,定时周身洗浴、洗头、更衣,夏日每天1～2 次洗澡,春秋每周 1～2 次,冬日每周 1 次,每月理发 1 次。重度卧床患者可在床上洗头、擦浴、更衣、换被单。长期卧床者要有预防压疮的措施,如定时翻身、变换卧位,同时对受压部位给予温水擦拭及压疮贴贴敷,保持床单位平整、清洁、干燥、舒适。

3.营养

给予高蛋白、富含铁的饮食,纠正偏食不良习惯。除谷物主食外,多选用动物肝、肾、瘦肉、蛋类、鱼类、菌藻类,增加维生素 C 摄入,食用新鲜蔬菜和水果,以利于铁的吸收。

4.心理

主动关心、体贴患者,做好有关疾病及其自我护理知识的宣传教育。多与患者沟通交谈,了解和掌握其心理状态,特别是久病的重症者,要及时发现其情绪上的波动,并给予有针对性的帮助,疏导解除其不良心态使之安心疗养。

(二)重点护理措施

1.疲乏、无力、心悸、气短者

应卧床休息以减少耗氧量,必要时给予吸氧疗法。

2.皮肤干皱,指(趾)甲脆薄者

注意保护,应用维生素 A 软膏或润肤霜涂擦,滋润皮肤防止干裂出血、疼痛;不留长指(趾)甲,定时修剪,防止折断损伤;选用中性无刺激性洗涤剂,不用碱性皂类。

3.口腔炎、舌炎疼痛者

给予漱口液漱口,餐后定时进行特殊口腔护理,有溃疡时可用 1% 甲紫涂抹创面或贴敷溃疡药膜。

4.出现与缺铁有关的异常行为者

及时与医师联系给予合理的处理。

5.药物护理

按医嘱给患者服用铁剂,并向患者说明服用铁剂时的注意事项:①为避免胃肠道反应,铁剂应进餐后服用,并从小剂量开始。②服用铁剂时忌饮茶,避免与牛奶同服,以免影响铁的吸收。③可同服维生素 C 以增加铁的吸收。④口服液体铁剂时,患者必须使用吸管,避免牙齿染黑。⑤要告诉患者对口服铁剂疗效的观察及坚持用药的重要性。治疗后网织红细胞计数开始上升,1 周左右达高峰,血红蛋白于 2 周后逐渐上升,1～2 个月后可恢复正常。在血红蛋白完全正常后,仍需继续补铁 3～6 个月,待血清铁蛋白＞50 $\mu g/L$ 后才能停药。

(三)治疗过程中可能出现的情况及应急措施

1.贫血性心脏病

心率增加,心前区可闻及收缩期杂音,心脏扩大,心功能不全。向家属讲解引起贫血性心脏病的原因及如何预防其发生。保持病室安静、舒适,尽量减少不必要的刺激。卧床休息,减轻心脏负担。密切观察心率、呼吸、血压及贫血的改善状况,必要时吸氧。控制输液速度及输液的总量,必要时记录24小时出入水量。

2.活动无耐力

活动后乏力、虚弱、气喘、出汗,头晕,眼前发黑,耳鸣。

注意休息,适量活动,贫血程度轻的可参加日常活动,无需卧床休息。对严重贫血者,应根据其活动耐力下降程度制订休息方式、活动强度及每次活动持续时间。增加患者的营养,提供高蛋白、高维生素、易消化饮食,必要时静脉输血、血浆、清蛋白。

3.有感染的危险

体温高于正常范围。

病室每天通风换气,限制探视人员,白细胞计数过低者给予单独隔离房间。医务人员严格执行无菌操作规程。保持床单位清洁、整齐,衣被平整、柔软。保持口腔卫生,指导年长者和儿童晨起、饭后、睡前要漱口,避免用硬毛牙刷。气候变化时,要及时添减衣服,预防呼吸道感染。向患者及家属讲解导致感染发生的危险因素,指导家属掌握预防感染的方法与措施。

4.胃肠道反应

铁剂对胃肠道的刺激可引起胃肠不适、疼痛、恶心、呕吐及便秘或腹泻。

口服铁剂从小剂量开始,在两餐之间服药,可与维生素C同服,以利于吸收;服铁剂后,牙往往黑染,大便呈黑色,停药后恢复正常,应向家属说明其原因,消除顾虑。铁剂治疗有效者,于服药3~4天网织红细胞计数上升,1周后可见血红蛋白逐渐上升。如服药3~4周无效,应查找原因。注射铁剂时应精确计算剂量,分次深部肌内注射,更换注射部位,以免引起组织坏死。

5.营养失调的护理

及时添加含铁丰富的食物,帮助纠正不良饮食习惯。合理搭配患者的膳食,让患者了解动物血、黄豆、肉类含铁较丰富,是防治缺铁的理想食品;维生素C、肉类、氨基酸、果糖、脂肪酸可促进铁吸收,茶、咖啡、牛奶等抑制铁吸收,应避免与含铁多的食物同时食用。

6.局部疼痛及静脉炎

肌内注射铁剂时,因其吸收缓慢且疼痛,应在不同部位轮流深部注射。治疗中应密切观察注射铁剂部位可能出现的疼痛、发热、头痛、头昏、皮疹,甚至过敏性休克等不良反应,应及时到医院进行对症处理。在注射铁剂时,应常规备好肾上腺素。有肝肾功能严重受损者禁用。静脉滴注铁剂反应多而严重者一般不用。一旦静脉注射铁剂时,应避免外渗,以免引起局部疼痛及静脉炎。注射时不可与其他药物混合配伍,以免发生沉淀而影响疗效。

(四)健康教育

1.介绍疾病知识

缺铁性贫血是指由于各种原因使机体内贮存铁缺乏,导致血红蛋白合成不足,红细胞的成熟受到影响而发生的贫血。红细胞的主要功能是借助所含的血红蛋白把氧运输到各组织、器官,所以缺铁性贫血主要表现是与组织缺氧有关的系列症状和体征。血红蛋白又是血液红色来源,故贫血患者可有不同程度的外观皮肤黏膜苍白、毛发干枯无华,同时可有疲乏、无力、心慌、气短等症状,个别的有异食癖。如果患者存在原发疾病,还应介绍相关的疾病知识,令其了解缺铁性贫血是由继发引起的,应积极配合诊治原发疾病。一般缺铁性贫血通过合理的治疗是可以缓解和治愈的。

2.心理指导

缺铁性贫血病程长,患者多有焦虑情绪,应鼓励患者安心疗养。对于可能继发于某种疾病的缺铁性贫血患者,在原发性疾病未查清之前疑虑重的患者,给予安慰和必要的解释,使之减少顾虑,指导其积极配合检查以明确诊断,有利于更合理的治疗。

3.检查、治疗指导

常用检查项目有血液化验和骨髓穿刺检查,以确定是否为缺铁引起的贫血。检查操作前向患者做解释,如检查目的、方法、采血或采骨髓的部位、体位及所需的时间等。在接受治疗的过程中,有些检查要重复做,以观察疗效或确诊,这一点需向患者做详细说明,减少患者顾虑,使之愿意配合。对于缺铁原因不明的还需进行其他检查,如胃肠内镜、X线、大便潜血检验等,也要向患者说明查前、查中如何配合医护人员及检查后的注意事项。在治疗过程中,尤其是铁剂治疗,要向患者说明用药方法和可能出现的不良反应,让患者有心理准备,一旦出现不良反应能主动及时地向医护人员反映,尽早得到处置。

4.饮食指导

(1)选用高蛋白、含铁丰富的食物:谷类,如小米、糯米、高粱、面粉等;肉禽蛋类,如羊肝、羊肾、牛肾、猪肝、鸡肝、鸡胗、鸭蛋、鸡蛋等;水产类,如黑鱼、咸带鱼、蛤蜊、海蜇、虾米、虾、虾皮、鲫鱼等;蔬菜,如豌豆苗、芹菜、小白菜、芥菜、香菜、金花菜、太古菜、苋菜、辣椒、丝瓜等;豆类及其制品,如黄豆、黑豆、芝麻、豇豆、蚕豆、毛豆、红腐乳、豆腐、腐竹、豆腐干、豆浆等;菌藻类(含铁非常丰富),如黑木耳、海带、紫菜、蘑菇等;水果,如红果(大山楂)、橄榄、海棠、桃、草莓、葡萄、樱桃等;坚果类,如西瓜子、南瓜子、松子仁、葵花子、核桃仁、花生仁等;调味品,如芝麻酱、豆瓣酱、酱油等。其中动物性食物铁的吸收率较高,故当首选动物性食物。

(2)多食含维生素 C 的食物有利于铁的吸收:新鲜蔬菜和水果含维生素 C 丰富,应多选用。茶叶含鞣酸能使铁沉淀而影响铁的吸收,故纠正贫血阶段忌饮浓茶。

(3)克服偏食:从多种食物中获取全面的营养,制订食谱,有计划地将饮食多样化;改进烹调技巧,促进食欲。

(4)用铁锅烹调。

5.休息、活动指导

病情危重者绝对卧床休息,避免活动时突然变换体位而致直立性低血压头晕而摔倒损伤。生活规律、睡眠充足、休养环境安静、舒适,病情许可的可适当娱乐,如看电视、听广播、读书、看报。根据病情设定活动强度,病情好转过程中逐渐加大活动量。

第五节　骨髓增生异常综合征

一、定义

骨髓增生异常综合征(myelodysplastic syndrome,MDS)是一组异质性疾病,起源于造血干细胞,以病态造血,高风险性急性白血病转化为特征,表现为难治性一系或多系细胞减少的血液病。任何年龄男、女均可发病,约80%患者>60 岁。

FAB 协作组主要根据 MDS 患者外周血、骨髓中的原始细胞比例、形态学改变及单核细胞数量,将 MDS 分为 5 型:难治性贫血(refractory anemia,RA)、环形铁粒幼细胞性难治性贫血(RA with ringed sideroblasts,RAS)、难治性贫血伴原始细胞增多(RA with excess blasts,RAEB)、难治性贫血伴原始细胞增多转变型(RAEB in transformation,RAEB-t)、慢性粒-单核细胞性白血病(chronic my-elomonocytic leukemia,CMML)。

WHO 提出了新的 MDS 分型标准,认为骨髓原始细胞达 20％即为急性白血病,将 RAEB-t 归为急性髓系白血病,并将 CMML 归为 MDS/MPD(骨髓增生异常综合征/骨髓增生性疾病),保留了 FAB 的 RA、RAS、RAEB;并且将 RA 或 RAS 中伴有二系或多系增生异常者单独列为难治性细胞减少伴多系增生异常(re-fractory cytopenia with multilineage dysplasia,RCMD),将仅有 5 号染色体长臂缺失的 RA 独立为 5q-综合征;还新增加了 MDS 未能分类。目前临床 MDS 分型中平行使用着 FAB 和 WHO 标准。

二、临床表现

几乎所有的 MDS 患者有贫血症状,如乏力、疲倦。约 60％的 MDS 患者有中性粒细胞减少,由于同时存在中性粒细胞功能低下,使得 MDS 患者容易发生感染,约有 20％的 MDS 患者死于感染。40％～60％的 MDS 患者有血小板计数减少,随着疾病进展可出现进行性血小板计数减少。

RA 和 RAS 患者多以贫血为主,临床进展缓慢,中位生存期 3～6 年,白血病转化率 5％～15％,RAEB 和 RAEB-t 多以全血细胞减少为主,贫血、出血及感染易见,可伴有脾大,病情进展快,中位生存时间分别为 12 个月、5 个月,白血病转化率高达 60％。

CMML 以贫血为主,可有感染和出血,脾大常见,中位生存期约 20 个月,约 30％转变为急性髓系白血病。

三、诊断

(一)临床表现

以贫血症状为主,可兼有发热或出血。

(二)实验室检查

1.血常规

全血细胞减少,或一、二系细胞任一减少,可有巨大细胞、巨大血小板、核红细胞等病态造血表现。

2.骨髓象

有三系或二系任一系血细胞的病态造血。

(三)除外伴有其他病态造血的疾病

如慢性粒细胞白血病、骨髓纤维化、红白血病、原发性血小板增多症、急性非淋巴细胞白血病 M2b 型、非造血组织肿瘤等;红系增生性疾病,如溶血性贫血、巨幼细胞贫血等;全血细胞减少的疾病,如再障、阵发性睡眠性血红蛋白尿等。

四、治疗

(一)一般治疗

对于严重贫血和有出血症状的患者,可输注红细胞和血小板。粒细胞减少和缺乏的患者应注意防止感染。

(二)促造血治疗

1.骨髓刺激药物

(1)可试用叶酸、维生素 B_{12}:时间 1～2 个月,这也可作为排除巨幼细胞贫血的一个依据。

(2)大剂量维生素 B_6:50～100 mg,3 次/天,对少数 RAS 患者可能有效。

(3)雄激素:适用于伴有血细胞减少的 RA、RAS 及原始细胞比例低的 RAEB 型患者。

(4)司坦唑醇(康力龙):剂量 6～12 mg/d,疗程 3～12 个月,有效率为 20%。不良反应有肝功能损伤,血清转氨酶升高。但停药后大多恢复正常。女性患者可有男性化、停经表现。

(5)达那唑:为一种人工合成雄激素,有抑制免疫的作用。剂量 600～800 mg/d,疗程 3～5 个月。有效率低于康力龙,但少数对康力龙无效者可能有效。不良反应与康力龙相似。

2.造血生长因子

(1)促红细胞生成素:皮下注射,隔天 1 次,疗程 3～12 个月,有效率 20%～25%。促红细胞生成素无明显不良反应,但疗程长,有效率低,且出现疗效者停药后疗效很快消失,价格昂贵是其主要缺点。

(2)粒单和粒系集落刺激因子:剂量 60～200 $\mu g/(m^2 \cdot d)$,疗程 2～8 周。疗效可见大部分骨髓增生异常综合征患者中性粒细胞升高,感染率降低。不良反应为用药后可出现肌肉、关节疼痛,发热。应用后个别患者可出现毛细血管偷漏综合征。

(3)白细胞介素-3(IL-3):该药可刺激多能干细胞增生,在不同程度上刺激各祖细胞增生,使红、粒、淋巴系有不同程度增加。剂量 $50\sim200\ \mu g/(m^2\cdot d)$,疗程 $2\sim8$ 周。其疗效是大多数骨髓增生异常综合征患者粒细胞增加,但增加程度低于应用粒单和粒系集落刺激因子,可使 $1/4$ 患者血小板计数增加。因此常用于伴有明显血小板计数降低的骨髓增生异常综合征的患者。不良反应有较明显的发热和肌肉关节酸痛。

(三)诱导分化治疗

1.维生素 A 衍生物

维生素 A 衍生物包括顺式或反式维 A 酸,剂量 $20\sim80\ mg/d$,疗程 $1\sim3$ 个月,有效率 $10\%\sim15\%$。不良反应有皮肤过度角化、口唇干裂、头痛、关节肌肉酸痛、转氨酶升高。

2.维生素 D 衍生物

维生素 D_3 吸收至体内后,可抑制白血病细胞增生和促进分化。剂量 $2.5\sim15\ \mu g/d$,疗程 $2\sim6$ 个月,少数人有效。

3.γ-干扰素

剂量 $(10\sim20)\times10^5 U/d$。疗程为 3 个月以上,其治疗有效率为 40%。

(四)免疫抑制剂

抗胸腺淋巴细胞球蛋白(ATG)与环孢素通过抑制 T8 细胞来调节骨髓增生异常综合征的免疫反应,促进骨髓增生异常综合征造血细胞生长。

(五)化疗

小剂量化疗:常采用小剂量阿糖胞苷 $10\sim20\ mg/(m^2\cdot d)$,14 天 1 个疗程;或三尖杉 $1\ mg/d$,$10\sim14$ 天 1 个疗程,有效率 $20\%\sim50\%$。

(六)造血干细胞移植

1.异基因骨髓移植

异基因骨髓移植是唯一治愈骨髓增生异常综合征的方法,但年龄大者很少能采用异基因骨髓移植。

2.自身干细胞移植

可适用<65 岁者,一般第 1 次完全缓解后,自体骨髓移植 2 年生存为 39%、无病生存为 34%、复发率为 64%,约 $1/4$ 患者可存活 2 年以上。

五、护理措施

(一)一般护理

遵照血液病临床一般护理原则。

1.休息、活动

严重贫血或出血倾向明显的患者应卧床休息,提供细致的生活护理。病情缓解、稳定的患者可进行适当的活动,以不疲劳为度,可根据患者血象估计活动耐受情况。为患者提供良好的休养环境,病室清洁、整齐、安静、舒适。

2.心理护理

特别要注意对患者实行保护性医疗,恰当地解释诊断治疗中的问题,时刻注意给予心理支持,避免不良刺激。护理中尤其要关注患者情绪反应,有可疑及异常表现时,及时与医师联系并采取有效措施,以防患者心理危机而致意外发生。

3.营养

给予高蛋白、高热量、富含维生素、易消化的食物。如有消化道出血应暂禁食,从静脉补充营养。如果患者高热、口腔溃疡严重,应给予半流质或流质。化疗期胃肠反应影响食欲,给予清淡饮食并酌情避开化疗时间进食。

4.观察病情

密切观察患者神志、生命体征。患者存在出血倾向,由于血小板计数减少,极易发生各种部位的出血,尤其应注意内出血,如消化道、颅内出血的危险征象的观察,及早发现并及时通知医师处理并配合抢救。

(二)重点护理措施

1.贫血的护理

(1)轻度贫血、疲乏无力者可适当活动,中重度贫血患者,以卧床休息为主,必要时给予氧气吸入,避免突然改变体位后发生晕厥,防止跌倒。

(2)保持病室的安静和整洁,温湿度适宜。

(3)给予高热量、高蛋白、高维生素饮食,注意色、香、味烹调,促进食欲。

(4)观察贫血症状如面色、睑结膜、口唇、甲床苍白程度,注意有无头昏眼花、耳鸣、困倦、腿酸等症状,注意有无心悸、气促、心前区疼痛等贫血性心脏病的症状。

(5)输血时护士认真做好查对工作,严密观察输血反应,给重度贫血者输血时速度宜缓慢,以免诱发心力衰竭。

2.出血的护理

(1)做好心理护理,减轻患者紧张焦虑情绪,保持情绪稳定。

（2）严密观察出血部位、出血量，注意有无皮肤黏膜瘀点、瘀斑、牙龈出血、鼻出血、呕血、便血、血尿。

（3）鼻出血时鼻部冷敷，用干棉球加肾上腺素填塞压迫止血，严重时请五官科会诊做相应的后鼻道填塞止血处理。

（4）特别注意观察有无头痛、呕吐、视力模糊、意识障碍等颅内出血症状。

（5）若有重要脏器出血及有出血性休克时应给予急救处理。

（6）按医嘱给予止血药物或配合输注血小板。

（7）各种操作应动作轻柔、防止组织损伤引起出血，避免手术，避免或减少肌内注射，穿刺后应延长局部压迫时间。

（8）应避免刺激性食物、过敏性食物以及粗、硬食物，有消化道出血患者必要时应禁食，出血停止后给予温凉流质饮食，以后给予半流质、软食、普食。

（9）保持大便通畅，必要时使用通便药。

3.感染预防

（1）保持病室环境清洁卫生，空气清新，限制探视，防止交叉感染，患者可戴口罩作自我保护，避免呼吸道感染。

（2）白细胞计数低下时可采取保护性隔离措施，避免接触花草、新鲜蔬菜、水果等带有活的微生物的东西，避免接触传染病患者；有条件者入无菌洁净层流室，防止交叉感染。

（3）接触患者前后要洗手，防止交叉感染；严格无菌技术操作，防止各种医源性感染。

（4）做好口腔、会阴、肛周护理，防止各种感染。

（5）观察患者有无发热、感染伴随症状及体征，有无呼吸动度的改变。

（6）注意保暖，高热时给予物理或药物降温，鼓励多饮水，警惕感染性休克的发生。

（7）按医嘱给予抗感染治疗，合理配制抗生素，观察药物效果及不良反应。

（8）对患者及家属做好预防感染的卫生宣教工作。

4.化疗药物不良反应的观察和处理

（1）司坦唑醇（康力龙）：口服给药，促进造血。长期服用可能会有痤疮、多毛，消化系统不良反应，电解质紊乱及皮疹，还有肝功能损害。治疗时相关的护理措施：做好患者的心理护理，注意观察患者皮肤的变化，有无水肿及多毛的现象，预防感染，监测肝功能的变化。

（2）维A酸：口服20～60 mg/d，诱导分化治疗，一般不良反应为皮肤干燥、脱屑、口角皲裂、头痛,恶心呕吐、肝功能损害。最主要的不良反应是维 A 酸综合征,表现为用药后出现发热、呼吸困难、体重增加、肢体远端水肿、胸腔或心包积液及发作性低血压,用皮质激素治疗有效。治疗时相关的护理措施:保持皮肤清洁,避免干裂,头痛严重时给予口服止痛药物,监测体温及体重的变化。

(3)干扰素:注射后有类似流感样症状如发热、恶心、厌食、嗜睡、乏力和全身肌肉酸痛等,遵医嘱用药前使用一些非甾体抗炎药减轻其不良反应,症状严重者应停药。治疗时相关的护理措施:监测体温的变化,必要时给予口服降温药物萘普生,头痛严重时给予止痛药物口服。

(4)阿糖胞苷(Ara-C):对核酸代谢与酶结合有竞争作用,影响阻断核酸合成,阿糖胞苷主要不良反应为骨髓抑制和胃肠道黏膜损伤,大剂量用药时,可引起淤积性黄疸、角膜炎。治疗时相关的护理措施:严格根据医嘱给药,滴注过程严格控制低速,鼓励患者多饮水,预防静脉炎的发生,并做好个人防护及饮食卫生,预防感染。

(5)蒽环类:主要不良反应为心脏毒性、消化道反应、骨髓抑制及尿色改变。鼓励患者多饮水,用药过程应观察患者血管及心率的变化,嘱少食多餐,做好个人卫生,预防感染。

5.骨髓及干细胞移植

(1)入层流无菌室前护理:①按血液系统疾病一般护理常规护理。②协助医师为患者进行全身检查,如心、肝、肾、肺功能,检查口腔、耳、鼻、喉、肛、肠等部位有无潜在感染灶。③向患者说明移植的程序,做好健康宣教及心理护理。④入室前 3 天进行五官的清洁消毒及呼吸道的消毒。⑤入室前 3～5 天进行肠道准备,入室前 1 天晚及入室当天晨予以清洁灌肠。⑥入室前 3 天予以 1∶2 000 氯己定(洗必泰)溶液坐浴2 次/天。⑦入室前 1 天剪短指(趾)甲,剃胡须与头发,全身备皮(包括腋毛、阴毛)。⑧药浴:入室当天沐浴后,予以 1∶2 000 氯己定溶液药浴 30 分钟(同时擦洗头面部)。⑨层流室的准备:入室前 5～7 天予以清洁消毒,经检查合格后方可使用。

(2)入层流无菌室后护理。①预防感染:严格执行无菌技术操作规程,每班护士按质按量及时完成对患者的五官护理(包括眼、耳、鼻、口腔、咽喉),体表、肛周的清洁消毒,及时处理患者大小便、呕吐物,使患者免受细菌、病毒的侵害。②严密观察患者病情变化,定时监测体温、脉搏、呼吸、血压、意识,严密观察皮肤的颜色、有无皮疹及出血点,观察呕吐物、大小便的性质与量。每班检查患者易感染部位(如口腔、咽喉、肛周等)有无异常,准确记录 24 小时出入水量,监测患者外周血常规、血液生化变化及心电图改变,出现异常及时报告医师处理。③每日晨患者空腹测体体重及腹围,并准确记录,认真分析体重、腹围下降或增加的原因。④饮食护理:每次饮食后餐具均需消毒,已煮熟的饭菜需经微波炉消毒4～6分钟方可给患者食用。宜进软状、去骨、高蛋白、富含维生素的饮食,忌食辛辣、硬性食物。⑤中心静脉置管者按相应护理常规护理。⑥行全身放射治疗(TBI)者按相应护理常规护理。⑦行化疗者按相应护理常规护理。⑧心理护理:由于患者因大剂量化疗、放疗而出现不良反应,长时间隔离在无菌舱,日常活动受限,大部分患者情绪波动大,故应耐心与患者沟通,了解其顾虑与需求,使其树立战胜疾病的信心。⑨患者迁出无菌室前室内呈半开放状态1～3天,再迁入普通病室。经短期观察病情稳定可出院,并嘱患者出院后按时服药,定期门诊随访,适当锻炼,预防感冒。

(三)治疗过程中可能出现的情况及应急措施

1.重度贫血

疲乏、无力、心悸、气短者应卧床休息,减少耗氧,必要时按医嘱给予输血。

2.持续发热

多由感染引起,应注意观察寻找感染灶,同时严密观察体温变化。体温超过39 ℃时应给予物理降温,可在前额或头顶部放置冰袋或冰囊,也可用温水擦浴,腋窝、腘窝、腹股沟等表浅大血管集中的部位应重点擦浴,有利于降温。慎用乙醇擦浴降温,特别是对于有出血倾向者易引起皮肤表层血管扩张而诱发出血。必须用退热剂时,按医嘱慎用,避免因退热剂引发不良反应,特别是已有出血倾向者。患者降体温的过程中出汗多,应补充足量的水分,鼓励多饮水并及时擦身更衣、换被单等。

3.有出血倾向者

应密切观察如皮肤出血点、瘀斑、鼻出血、齿龈及眼底出血等,给予适当的对症止血处理。少量的鼻出血可用干棉球或蘸1:1 000肾上腺素棉球填塞压迫止血并局部冷敷;大量鼻出血时应配合医师实施止鼻血术并密切观察患者生命体征。眼底出血者注意不能揉擦眼球,防止出血加重。牙龈出血者应用冷高渗盐水漱口,必要时先用1%过氧化氢溶液漱口,以清除血痂或腐坏组织,再以复方硼砂溶液或高渗盐水漱口,出血不止者可用吸收性明胶海绵贴敷。注意观察内出血的征象,如呕血、便血、咯血、血尿或头痛、恶心、呕吐、视物不清、颈项强直、意识障碍等,及时通知医师做好抢救准备。

(四)健康教育

(1)做好患者心理护理,因为病程长,疗效不明显,一定要鼓励患者树立战胜疾病的信心,保持乐观的心态,保持身心舒畅,建立良好的生活态度。

(2)指导患者学会自我观察,宣教自我防护,避免接触有毒物质。

(3)根据气候变化及时增减衣服,防止感冒,避免去人群拥挤的公共场合。

(4)适度锻炼,注意劳逸结合,戒烟戒酒,饮食卫生,加强营养。

(5)坚持用药,定期强化治疗,巩固和维持疗效,定期复诊,病情变化应及时就诊或电话联系。

第四章

心胸外科护理

第一节　先天性心脏病

一、动脉导管未闭

动脉导管是胎儿期降主动脉和肺动脉的正常通道。出生后未能闭锁而形成动脉导管未闭。

(一)病理生理

动脉导管未闭的患儿,主动脉血液分流入压力较低的肺动脉内,增加肺循环血量。左心负荷增加,导致左心室肥大,肺充血,甚至左心衰竭。血液分流入肺动脉后增加肺循环量和压力,也加重右心负荷,引起右心室肥大,导致右心衰竭。肺小动脉承受大量分流血量先发生反应性痉挛,一定时期后继发管壁增厚和纤维化,从而使肺动脉压力持续上升。当肺动脉压力等于或超过主动脉压力时,左向右分流消失,甚至逆转为右向左分流,临床上表现为发绀,导致艾森曼格综合征。

(二)临床表现

导管细、分流量少者可终身无症状。导管粗、分流量大者易有感冒或呼吸道感染,发育不良,甚至可出现左心衰竭。心脏检查可在胸骨左缘第 2 肋间听到响亮粗糙的连续性机器样杂音,局部可扪及震颤。周围血管体征有脉压增宽,颈动脉搏动加强等。肺动脉压超过主动脉致右向左分流时,出现下半身发绀和杵状指(趾),称为差异性发绀。

(三)辅助检查

心电图检查示左心室高电压或左心室肥大。胸部 X 线检查见左心室增大,主动脉结突出,可呈漏斗状,肺动脉圆锥平直或隆出。超声心动图检查可探到未闭的动脉导管。心导管检查和主动脉造影可明确病变情况。

(四)治疗要点

主要为手术治疗。

1.手术适应证

早产儿,婴幼儿,反复发生肺炎、呼吸窘迫、心力衰竭或喂养困难者,应及早手术。无明显症状者,多主张学龄前择期手术,艾森曼格综合征是手术禁忌证。

2.手术方法

有动脉导管结扎或钳闭术、切断缝合术,或在全麻低温体外循环下阻断心脏血液循环,经肺动脉切口缝闭动脉导管内口。近年来有人经由心导管将封堵器材嵌入动脉导管将其堵塞。术后主要并发症为喉返神经损伤、出血、动脉导管再通。

二、房间隔缺损

房间隔缺损是左、右心房之间的间隔发育不全,遗留缺损而造成血流可相通的先天性畸形,分为原发孔房间隔缺损和继发孔房间隔缺损,后者较为多见。

(一)病理生理

房间隔存在缺损将使左心房血向右心房分流,分流量的多少取决于心房压力阶差、缺损的大小和两侧心室充盈阻力。幼儿期,两侧心房压力比较接近,分流量不大。随着年龄增长,房压差增大,左向右分流量逐渐增多,右心和肺循环负荷加重,久之可引起肺动脉高压,使血液转为右向左分流。

(二)临床表现

继发孔缺损早期多无症状,一般到了青年期才开始出现症状。原发孔缺损症状出现较早、表现重。病情发展为梗阻性肺动脉高压,可出现发绀和右心衰竭表现。体格检查时,胸骨左缘可闻及Ⅱ~Ⅲ级吹风样收缩期杂音,肺动脉瓣第二心音亢进、分裂。

(三)辅助检查

心电图检查示电轴右偏,不完全性或完全性右束支传导阻滞,右心室肥大。X线检查示右心增大,肺动脉段突出,主动脉结缩小,呈典型梨形心。超声心动图检查示右心房、右心室增大,室间隔与左心室后壁同向运动。

(四)治疗要点

无症状,但有右心房室扩大者应手术治疗。适宜的手术年龄为 3~5 岁。手术方法为直接缝合或使用自体心包片或涤纶片修补缺损。近年来开展的导管伞封堵术,不需开胸,创伤小,适用于有选择的病例。常见的术后并发症为气体栓塞和完全性房室传导阻滞。

三、室间隔缺损

室间隔缺损由室间隔在胎儿期发育不全所致。室间隔缺损产生左向右分流。分流量大,肺动脉压力和肺血管阻力将逐渐上升。肺小动脉早期发生痉挛,继而管壁内膜和中层增厚,阻力增大,形成阻塞性肺动脉高压,致左向右分流明显减少,甚至出现右向左逆向分流导致艾森曼格综合征。室间隔缺损分为膜部缺损、漏斗部缺损及肌部缺损,其中以膜部缺损最常见,肌部缺损最少见。

(一)临床表现

缺损小者多无临床症状;缺损大者婴儿期易反复发生呼吸道感染、充血性心力衰竭、喂养困难和发育迟缓。肺动脉高压患儿,可出现发绀和右心衰竭。胸骨左缘第 2~4 肋间能闻及Ⅲ级以上全收缩期杂音,常伴收缩期震颤。肺动脉高压出现时杂音逐步减轻,甚至消失。

(二)辅助检查

1.心电图检查

缺损较大者心电图检查示左心室高电压、左心室肥大或左右心室肥大。超声心动图检查可显示缺损的部位和大小。

2.影像学检查

中度以上缺损者,X 线检查可见心影扩大,肺动脉段突出,肺血增多。

(三)治疗要点

1.手术适应证

约有半数的室间隔缺损在 3 岁以前可能自然闭全。无症状和房室无扩大的小缺损可长期观察。缺损大和分流量大或伴有肺动脉高压的婴幼儿应尽早手术;缺损较小,已有房室扩大者需在学龄前手术;合并心力衰竭或细菌性心内膜炎者需控制症状后方能手术。艾森曼格综合征者禁忌手术。

2.手术方法

主要手术方法是在低温体外循环下行心内直视修补术。导管伞堵法是治疗室间隔缺损的新方法,该方法创伤小,但目前仅适用于严格选择的病例。

四、法洛四联症

法洛四联症是右心室漏斗部或圆锥发育不全所致的一种具有特征性肺动脉狭窄和室间隔缺损的心脏畸形,主要包括 4 种解剖畸形:肺动脉狭窄、室间隔缺损、主动脉骑跨和右心室肥厚。

(一)病理生理

肺动脉狭窄使右心排血受到阻碍,右心室压力上升超过左心室,迫使部分血流通过室间隔缺损从右向左分流,致使动脉血氧饱和度下降,发绀,而肺循环血流量则减少。为了代偿缺氧,红细胞计数和血红蛋白含量都显著增多。

(二)临床表现

大多数患儿出生即有呼吸困难,出生后 3～6 个月出现发绀,并随年龄增大逐渐加重。由于组织缺氧,常发生喂养困难和发育迟缓,体力和活动耐力均较同龄人差。蹲踞是特征性姿态,多见于儿童期,蹲踞时发绀和呼吸困难有所减轻。缺氧发作多见于单纯漏斗部狭窄的婴幼儿,常发生在清晨和活动后,表现为骤然呼吸困难、发绀加重、晕厥,甚至抽搐死亡。

体检时发现患儿发育迟缓,口唇、眼结膜和肢端发绀,指(趾)呈杵状。胸骨左缘第 2～4 肋间闻及喷射性收缩期杂音。

(三)辅助检查

血常规检查见红细胞计数、血红蛋白与血细胞比容升高。X 线检查示心影正常或稍大,肺动脉段凹陷,心尖圆钝,可呈"靴状心",主动脉影增宽。超声心动图检查可见升主动脉内径扩大,骑跨在室间隔上方。室间隔的连续中断,右心室增大,流出道和(或)肺动脉狭小。

(四)治疗要点

主要依赖手术治疗,手术治疗分为姑息手术和矫治手术两大类。

1.适应证

绝大多数肺动脉及左、右分支发育正常的法洛四联症患儿均应力争在 1 岁内行矫治术。对于生后病情发展严重、婴儿期严重缺氧、屡发呼吸道感染和晕厥者,或不具备手术医疗条件者可行姑息手术。

2.手术方式

(1)姑息手术:即全麻下行锁骨下动脉-肺动脉吻合术或右心室流出道补片

术,其目的是增加肺循环血量,改善缺氧,待条件成熟后再做矫治手术。

(2)矫治手术:即在低温体外循环下疏通右心室流出道、修补室间隔缺损同时矫正所合并的其他心内畸形。

五、护理措施

(一)手术前护理

1.预防感冒

注意房间通风,保持室内空气新鲜,湿度适合,严格控制探视及陪伴人员。根据气候变化增减衣服,注意保暖,预防感冒。

2.测量身高、体重

以计算体表面积,便于用药。

3.病情观察

(1)监测生命体征,如有必要,监测和记录24小时液体出入量。

(2)观察有无异常啼哭、烦躁不安、四肢厥冷等。

(3)观察患者有无心力衰竭、上呼吸道感染或肺部感染等症状,发现异常通知医师。

4.维持循环和呼吸功能稳定

(1)减少患者活动量,保证休息,避免哭闹。

(2)心功能不全者,遵医嘱应用强心、利尿药,改善循环功能。

(3)严重心律失常者,给予持续心电监护并遵医嘱给药。

(4)加强呼吸道管理,呼吸困难、缺氧者给予间断或持续吸氧,纠正低氧血症,严重者用呼吸机辅助通气。

(5)指导患者深呼吸及有效咳嗽,保持呼吸道通畅;必要时予以吸痰。

5.改善营养状况

进营养丰富的食物,增强机体对手术耐受力;心功能欠佳者,应限制钠盐摄入;低蛋白血症和贫血者,遵医嘱给予清蛋白、新鲜血输入。

6.吸氧

发绀型心脏病患儿术前应吸氧,2～3次/天,每次30分钟。注意休息,避免大声哭闹。

7.心理护理

病室的设计应富有人性化及童趣,减轻由于病室环境导致的紧张情绪。墙壁的颜色鲜艳多彩,布置一些吸引儿童的图案,门窗可装配一些彩带或其他饰物。多与患儿进行沟通,让患儿建立信任感,避免因术后离开亲属而感到恐惧。耐心向家属做好解释工作,有条件者可带患儿及家长参观监护室。

(二)手术后护理

1.循环系统的监护

(1)血压监测:测量血压的方法包括有创血压直接监测和无创血压间接监测。直接动脉测压比袖带式间接测压更为精确,而且可以连续观察动脉收缩压、舒张压和平均压的数值。常选桡动脉插管进行测量。有创血压监测时应注意:①严格执行无菌技术操作,防止感染的发生;②在测量时需将压力换能器置于第4肋间腋中线水平,并随换能器的位置变化及时调整零点;③定时观察动脉穿刺部位有无出血、肿胀,导管有无脱落,以及远端皮肤颜色和温度等;④在测压、取血、冲洗和调零点时,严防空气进入导致气栓;⑤拔管后局部压迫10分钟。

高血压是动脉导管术后最常见的并发症。因手术结扎导管后导致体循环血流量突然增大,术后可出现高血压,护理上应注意:①监测血压,并注意患儿有无烦躁不安、头痛、呕吐等高血压脑病的表现。②降压:若血压偏高,遵医嘱及时给予降压药物,以防出现高血压危象。给药后,密切观察血压变化、疗效和不良反应,准确记录用药量;根据血压变化随时调整剂量。③适当控制液体入量。④保持小儿安静。

(2)中心静脉压监测(CVP):体外循环术后的患儿常规建立CVP的监测,直到病情平稳。每次测压时,测压管的零点必须与右心房中心在同一水平。平卧位时,零点平对腋中线第4肋间;坐位时应平对胸骨角。体位变动时应注意调整。咳嗽、呕吐、躁动、抽搐及用力时均影响CVP水平,应在安静10～15分钟后再行测定。

(3)肤色、皮温的观察:密切观察患者皮肤的颜色、温度、湿度、动脉搏动,以及唇、甲床、毛细血管充盈情况。检查者用手指压迫被检者甲床后立即放松,记录颜色由白转红的时间(正常为2～3秒)。若充盈时间延长,同时有口唇和甲床青紫,表示周围血管收缩、组织灌注不佳。

2.呼吸系统的监护

术后应注意观察呼吸频率、幅度、节律,有无呼吸困难。经常做胸部检查,判断有无肺不张、支气管痉挛、痰鸣及皮下气肿等。为改善血氧饱和度,减少呼吸做功,降低肺血管阻力,促进心功能恢复,心脏术后患者常规采用机械通气,支持呼吸功能。用呼吸机者应了解气管插管的位置是否合适,定期进行血气分析以了解呼吸功能。等患者神志清醒,血压、心律平稳,自主呼吸良好,可拔除气管插管,改为鼻导管吸氧,并加强呼吸道护理,尤其是婴幼儿呼吸道较短小,极易被痰液和呕吐物堵塞,引起窒息,故术后保持呼吸道通畅极为重要。

3.肾功能监护

体外循环的低流量和低灌注压,红细胞破坏所致的血浆游离血红蛋白含量明显升高,低心排血量综合征或低血压(平均压低于 60 mmHg),缩血管药物应用不当或肾毒性药物的大量应用等,可导致急性肾衰竭。临床表现为少尿、无尿、血钾升高、尿素氮及血清肌酐升高等。护理上应注意以下问题。

(1)术后患儿必须留置导尿管,采用小刻度容器计算每小时尿量。注意观察尿色的变化,定时监测尿量、尿比重及 pH,维持尿量 1 mL/(kg·h)。

(2)当血容量稳定而尿量偏少或疑有肾功能不全时,及时应用利尿剂,可自小剂量开始直至达到满意的利尿效果。体外循环术后的患儿,无尿和少尿的最常见原因为术后血容量不足、肾灌注压低、低心排血量综合征。针对病因治疗,提高肾灌注压。

(3)尿量过多,应密切监测血压及血钾变化,避免血容量不足及低钾血症的发生。

(4)发生血红蛋白尿,应予以高渗性利尿或 4%碳酸氢钠静脉滴注以碱化尿液,防止血红蛋白沉积于肾小管导致肾功能损害。疑为肾衰竭者,严格记录出入液体量,限制水和电解质摄入,补液应量出为入,宁少勿多。

4.心包、纵隔引流管的护理

(1)保持引流管通畅。

(2)及时准确地记录引流量、色与性质的变化。

(3)密切观察病情,注意有无心脏压塞征象,一旦确定有心脏压塞、心包或胸膜腔内有活动性出血,均应立即做好开胸止血的准备。

5.体温监测

术后体温低于 35 ℃时应保暖复温;体温逐渐回升至常温时,及时撤除保暖措施并防止体温反跳。高热使心率加快,心肌氧耗量增加,若术后体温升至38 ℃,应立即采取降温措施。

6.镇静和镇痛

小儿合作程度差,但对痛觉不如成人敏感,所以少量镇静药即可使之安静。有时父母陪伴、玩具或电视节目可解除患儿的紧张情绪。

(三)健康指导

(1)告知患儿及家属各种检查的目的以及术前、术后的注意事项。

（2）动脉导管未闭术后如发生声音嘶哑，嘱患儿噤声休息，一般 1～2 个月后可逐渐恢复。

（3）术后逐步增加活动量，术后 3 个月内不可过度劳累。

（4）手术后儿童应加强营养，多进高蛋白、高热量、富含维生素的食物，以利于生长发育。

（5）注意气候变化，尽量避免到公共场所，防止发生上呼吸道感染。

第二节　冠状动脉粥样硬化性心脏病

冠状动脉粥样硬化性心脏病（简称冠心病）主要病理变化是冠状动脉内膜脂质沉着、局部结缔组织增生、纤维化或钙化，形成粥样硬化斑块，造成管腔狭窄或阻塞，心肌供血量减少，引起心肌缺血甚至坏死。

一、临床表现

管腔狭窄严重者，冠状动脉血流量减少，在体力劳动、情绪激动等情况下，心肌需氧量增加就可引起或加重心肌血氧供给不足，出现心绞痛、心肌梗死等症状。心肌长期缺血缺氧，引起心肌广泛变性和纤维化，导致心脏扩张。临床表现为一种以心功能不全为主的综合征，称为缺血性心肌病，预后较差。

二、外科治疗要点

冠心病的外科治疗主要是应用冠状动脉旁路移植手术（简称"搭桥"）为缺血心肌重建血运通道，改善心肌的供血和供氧，缓解和消除心绞痛症状，改善心肌功能，延长寿命。手术治疗的主要适应证：①心绞痛经内科治疗不能缓解，影响工作和生活，经冠状动脉造影示冠状动脉主干或主要分支明显狭窄，其狭窄远端血流通畅者。②左冠状动脉主干狭窄和前降支狭窄者。③冠状动脉的主要分支，如前降支、回旋支和右冠状动脉有 2 支以上明显狭窄者。④出现心肌梗死并发症，如室壁瘤形成、室间隔穿孔、二尖瓣乳头肌断裂或功能失调者。⑤经皮冠状动脉腔内成形术后狭窄复发者。

冠状动脉旁路移植术即采取一段自体的大隐静脉，将静脉的近心端和远心端分别与狭窄段远端的冠状动脉分支和升主动脉作端侧吻合术，以增加心肌血液供应量（图 4-1）；或近年来较多采用的胸廓内动脉与狭窄段远端的冠状动脉分支端侧吻合术(图 4-2)。对于多根或多处冠状动脉狭窄病例可用单根大隐静脉或胸廓内动脉与邻近的数处狭窄血管作序贯或蛇形端侧与侧-侧吻合术。冠状动脉旁路移植术后有 90％以上的患者症状消失或减轻,心功能改善,可恢复工作,延长寿命。血管旁路闭塞或冠状动脉粥样硬化的发展是造成晚期死亡的主要原因。

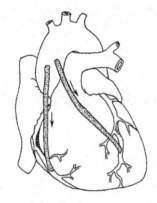

图 4-1　升主动脉、冠状动脉的大隐静脉旁路移植术

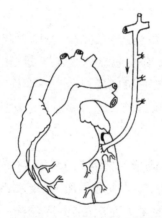

图 4-2　胸廓内动脉远端与左冠状动脉吻合术

三、护理措施

(一)手术前护理

(1)药物:冠心病患者手术前 3～5 天停服抗凝剂、洋地黄、奎尼丁、利尿剂等药物,给予口服氯化钾,以防止术中出血不止或发生洋地黄毒性反应以及心律失常。

(2)适当活动与休息:避免劳累,保证充足的睡眠,避免情绪波动。

(3)合理膳食:进富含维生素、纤维素食物及低脂饮食,控制钠盐摄入。

(4)观察有无胸痛症状。

(5)预防感染:术前戒烟3周,避免受凉,防止呼吸道感染。

(二)手术后护理

除体外循环术后一般护理外,还需注意以下几个方面。

(1)密切监测生命体征,观察心电图变化,以及时发现心律失常和心肌梗死的发生。

(2)术后应用肝素进行抗凝,监测出、凝血时间,并注意观察引流的量、色及性状。

(3)观察患者有无头痛、肢体感觉或运动障碍等血栓和栓塞表现。

(4)观察取静脉侧肢体的足背动脉搏动情况和足趾温度、肤色、水肿情况。

(5)大隐静脉-冠状动脉旁路术后应将患肢置于垫枕上,保持功能位,以预防水肿、静脉炎。术后2小时即可开始被动活动,抬高患肢5~10次,进行脚掌、趾的锻炼。

(6)取静脉肢体,需继续使用弹性绷带1~3个月,以利侧支循环形成,减少肿胀。

四、健康指导

指导患者进低盐、低脂、富含纤维素的食物,保持大便通畅;保持情绪稳定、乐观。

第三节 肺 癌

肺癌大多数起源于支气管黏膜上皮,也称支气管肺癌。近50年来,全世界肺癌的发病率明显增加,发病年龄大多在40岁以上,以男性多见,男女之比为(3~5):1。

一、病因

肺癌的病因尚未完全明确。据流行病学调查发现,肺癌与吸烟、致癌物质接触史、人体内在因素等关系密切。

（一）吸烟

大量资料表明，长期大量吸烟是肺癌的一个重要致病因素。吸烟量越多、时间越长、开始吸烟年龄越早，则肺癌发病率越高。多年每天吸烟 40 支以上者，肺鳞癌和小细胞癌的发病率比不吸烟者高 4～10 倍。

（二）致癌物质接触史

某些工业部门和矿区职工，肺癌的发病率较高，这可能与长期接触石棉、铬、镍、铜、锡、砷、放射性物质等致癌物质有关。城市居民的肺癌发病率比农村高，这可能与大气污染和烟尘中致癌物有关。此外，家庭炊烟的小环境污染也是致癌因素之一。

（三）人体内在因素

如免疫状态、代谢活动、遗传因素以及肺部慢性感染等，也可能对肺癌的发病有影响。

近年来在肺癌分子生物学方面的研究表明，某些基因表达的变化及基因突变与肺癌的发病有密切的关系。

二、病理

肺癌的分布以右肺癌多于左肺，上叶多于下叶。起源于主支气管、肺叶支气管的肺癌，位置靠近肺门者称为中心型肺癌；起源于肺段支气管以下的肺癌，位于肺的周围部分者称为周围型肺癌。

（一）分类

肺癌主要分两类：非小细胞肺癌和小细胞肺癌。

1.非小细胞肺癌

（1）鳞状细胞癌（鳞癌）：患者年龄大多在 50 岁以上，以男性多见。一般起源于较大的支气管，以中心型肺癌多见。鳞癌生长缓慢，病程较长。通常先经淋巴转移，血行转移发生较晚，对放射、化学疗法较敏感。

（2）腺癌：发病年龄较小，多见于女性。多数起源于较小的支气管上皮，多为周围型肺癌。一般生长较慢，但局部浸润和血行转移在早期即发生，淋巴转移则较晚发生。早期无明显症状，往往在胸部 X 线检查时发现。近年来肺腺癌的发病率明显升高。

（3）大细胞癌：此型肺癌少见。约半数起源于大支气管。分化程度低，预后很差，常在发生脑转移后才被发现。

2.小细胞癌（未分化小细胞癌）

又称燕麦细胞癌，多见于男性。一般起源于较大支气管，生长速度快，恶性程度高，转移较早。对放射、化学疗法虽较敏感，但在各型肺癌中预后较差。

此外，少数肺癌病例同时存在不同类型的癌肿组织，称为混合型肺癌。

(二)转移

肺癌的扩散和转移主要有直接扩散、淋巴转移、血行转移 3 个途径。

1.直接扩散

癌肿可沿支气管壁并向支气管腔内生长，亦可直接扩散侵入邻近肺组织或侵犯胸膜、胸壁、胸内其他组织和器官。

2.淋巴转移

淋巴转移最常见。癌细胞经支气管和肺血管周围的淋巴管道，先侵入邻近的肺段或肺叶支气管周围的淋巴结，然后到达肺门或气管隆凸下淋巴结，或侵入纵隔和气管旁淋巴结，最后累及锁骨上前斜角肌淋巴结和颈部淋巴结。纵隔和气管旁以及颈部淋巴结转移一般发生在肺癌同侧，但也可以在对侧，即所谓交叉转移。肺癌侵入胸壁或膈肌后，可向腋下或主动脉旁淋巴结转移。

3.血行转移

血行转移是肺癌的晚期表现，常见的有肝、骨骼、脑、肾上腺等。

三、临床表现

肺癌的临床表现与肿瘤的部位、大小、是否压迫或侵犯邻近器官、有无转移等情况有着密切关系。

(一)早期

特别是周围型肺癌往往没有任何症状，大多在胸部 X 线检查时发现。肿瘤在较大的支气管内长大后，常出现刺激性咳嗽；另一个常见症状是血痰，通常为痰中带血点、血丝或断续地少量咯血，大量咯血很少见。部分肺癌患者，可出现胸闷、哮鸣、气促、发热和胸痛等症状。

(二)晚期

晚期肺癌压迫、浸润邻近器官及组织或发生远处转移时，可出现相应的症状，如声音嘶哑、吞咽困难、胸腔积液、胸痛、上肢静脉怒张及水肿、臂痛和上肢运动障碍、颈交感神经综合征等。

(三)非转移性的全身症状

如骨关节病综合征、库欣综合征、重症肌无力、男性乳腺增大、多发性肌肉神经痛等。这些症状在切除肺癌后可能消失。

四、辅助检查

(一)影像学检查

胸部 X 线和 CT 检查可了解癌肿大小及其与肺叶、肺段、支气管的关系。肺部可见块状阴影,边缘不清或呈分叶状,周围有毛刺。

(二)痰细胞学检查

若痰细胞学检查找到癌细胞,可明确诊断。

(三)支气管镜检查

对中心型肺癌诊断的阳性率较高,可采取小块组织作病理切片检查,亦可经支气管刷取肿瘤表面组织或吸取支气管内分泌物进行细胞学检查。

(四)正电子发射断层扫描

目前是肺癌定性诊断和分期的最好、最准确的无创检查。

(五)其他检查

纵隔镜、放射性核素肺扫描、经胸壁穿刺活组织检查、胸腔积液检查、剖胸探查等。

五、治疗要点

肺癌采取以外科手术为主的综合治疗。

(一)手术治疗

目的是彻底切除肺部原发癌肿病灶和局部及纵隔淋巴结,并尽可能保留健康的肺组织。

(1)肺切除术的范围,取决于病变的部位和大小,常用(基本)术式为肺叶切除术或一侧全肺切除术,此外还有支气管袖状肺叶切除术及肺动脉袖状肺叶切除术。肺切除的同时,应进行系统的肺门和纵隔淋巴结清除术。

(2)手术禁忌证包括:①远处转移;②心、肺、肝、肾功能不全,全身情况差的患者;③广泛肺门、纵隔淋巴结转移;④严重侵犯周围器官及组织;⑤胸外淋巴结转移。

(二)放射治疗

在各种类型的肺癌中,小细胞癌对此最敏感,鳞癌次之,腺癌最低。

(三)化学治疗

临床上可单独应用于晚期肺癌病例,或与手术、放射等疗法综合应用。

(四)免疫治疗

1.特异性免疫疗法

用经过处理的自体肿瘤细胞或加用佐剂后作皮下接种治疗。

2.非特异性免疫疗法

用卡介苗、转移因子、干扰素、胸腺素等生物制品激发和增强人体免疫功能。

六、护理措施

(一)手术前护理

1.改善肺泡的通气与换气功能,预防术后感染

(1)戒烟:术前应戒烟2周以上。

(2)维持呼吸道通畅:支气管分泌物较多者,行体位引流;痰液黏稠不易咳出者,行雾化吸入。注意观察痰液的量、颜色、黏稠度及气味。遵医嘱给予支气管扩张剂、祛痰药等药物,以改善呼吸状况。

(3)注意口腔卫生:口腔是细菌进入下呼吸道的门户,故应加强口腔卫生。

(4)控制感染:对伴有慢性支气管炎、肺内感染、肺气肿的患者,遵医嘱应用抗生素。

2.术前指导

(1)腹式呼吸训练:指导患者用鼻吸气,吸气时将腹部膨起,随即屏气1~2秒,呼气时让气体从口中慢慢呼出。手术前每天均应坚持训练数次。

(2)有效咳嗽训练:咳嗽前嘱患者做数次深呼吸。咳嗽时,嘱患者吸气后屏气3~5秒,口型呈半开状态,用力从胸部深处咳嗽,不要从口腔后面或咽喉部咳嗽,用2次短而有力的咳嗽将痰咳出。有效的咳嗽声音应是低音调、深沉的。

(3)练习使用深呼吸训练器,预防肺部术后并发症的发生。深呼吸训练器的使用方法:将深呼吸训练器的刻度指针置于预期刻度,平静呼气后,用口含住口含器,缓慢吸气,使呼吸训练器内的活塞缓慢升起。活塞到达预定刻度后,保持吸气状态5~10秒后平静呼气,待活塞下降至底部,松开口含器。根据患者的身高、体重、性别、年龄、病情调整预期刻度,3~4次/天,15~20分/次。

(二)手术后护理

1.监测生命体征

手术后每15~30分钟测生命体征1次;麻醉苏醒,且脉搏和血压平稳后改为 0.5～1 小时测量 1 次。术后 24～36 小时内,血压常有波动现象,需密切观察。

2.呼吸道护理

(1)肺切除术后 24～36 小时内,由于肺通气量和肺换气面积减少、伤口疼痛、肺膨胀不全等,会造成不同程度的缺氧,常规给予鼻导管吸氧。

(2)对于术前心肺功能差、全麻清醒较迟、动脉血氧饱和度过低者,术后可短时间使用呼吸机辅助呼吸。

(3)观察呼吸频率、幅度及节律;双肺呼吸音;有无气促、发绀等缺氧征象以及经皮血氧饱和度情况。

(4)鼓励并协助患者深呼吸及咳嗽:患者清醒后鼓励并协助患者深呼吸及有效咳嗽,术后早期每 1～2 小时 1 次。叩背可使存在于肺叶、肺段处的分泌物松动流至支气管中并咯出,咳嗽前应给患者叩背。此外,按压胸骨切迹上方的气管也可刺激患者咳痰。患者咳痰时固定其胸部(图 4-3),避免或减轻由于胸廓震动而引起的疼痛。

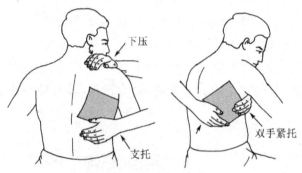

图 4-3 胸部固定方法

(5)稀释痰液:痰液黏稠不易咳出时,可采用雾化吸入。

(6)吸痰:对于咳痰无力、呼吸道分泌物潴留的患者,可行鼻导管深部吸痰,必要时协助医师行纤维支气管镜下吸痰或气管切开术。

3.维持胸膜腔引流通畅

定时挤压引流管,避免引流管受压、折曲、滑脱及阻塞。观察引流液的量、色、性状的变化。全肺切除术后引流管护理见“一侧全肺切除术后护理”。

4.减轻疼痛

肺手术切口较大,引流管穿过肋间使肋间神经受压,故手术后切口疼痛较剧烈。手术后应适当应用镇痛药。

5.活动与锻炼

(1)肩关节与手臂的活动:须及早进行,当患者完全清醒后先开始患侧肩、臂的被动活动,每3～4小时活动1次。手术后第1天鼓励患者做主动活动,以患肩的前屈、后伸、外展、内收、内旋、外旋活动为主。

(2)早期下床活动:术后早期生命体征平稳后,协助患者坐起。鼓励患者逐步下床活动,根据患者的情况逐渐增加活动量,如出现头晕、气促、心动过速、心悸和出汗等症状时,应立即停止活动。

6.一侧全肺切除术后护理的特殊要求

(1)胸膜腔引流管呈钳闭状态,以减轻或纠正明显的纵隔移位。

(2)注意胸膜腔内压力的改变:经常检查颈部气管的位置有无变化。如气管偏向健侧,可酌情放出适量的气体或积液,以维持气管、纵隔在中间位置。每次放液时,速度宜慢,每次放液量不宜过多,否则快速多量放液可引起纵隔突然移位,患者出现胸闷、呼吸困难、心动过速,甚至心搏骤停。

(3)严格掌握输液的速度和量:一侧全肺切除术后24小时补液量宜控制在2 000 mL内,速度以20～30滴/分为宜。

(4)一侧全肺切除术后的患者,其支气管残端缝合处就在气管隆凸下方,深部吸痰时吸痰管进入气管长度以不超过气管的1/2为宜。

(5)休息与活动:患者手术后早期应卧床休息,禁忌健侧卧位。但要适当活动肢体,进行功能锻炼,促进循环、呼吸功能恢复。

(三)术后并发症的预防及护理

1.肺不张与肺部感染

患者表现为烦躁不安、不能平卧、心动过速、体温升高、哮鸣、发绀、呼吸困难等症状,肺部听诊可有管状呼吸音,血气分析显示为低氧血症、高碳酸血症。肺不张的护理应着眼于预防。术前力劝患者戒烟。术前和术后加强口腔卫生,加强深呼吸和咳嗽动作的训练。做好呼吸道的管理,及时清除呼吸道分泌物,必要时行鼻导管深部吸痰或支气管镜吸痰,病情严重者可行气管切开术。

2.支气管胸膜瘘

多发生于术后1周。表现为术后3～14天仍可从胸膜腔引流管引出大量液体,患者可出现发热、刺激性咳嗽、呼吸困难、血痰等症状。胸膜腔内注入亚甲蓝后,患者咳出蓝色痰液即可确诊。支气管胸膜瘘可造成张力性气胸、皮下气肿、脓胸等,如从瘘口吸入大量胸腔积液则可导致窒息。一旦发生,立即通知医师,患者置于患侧卧位,以防漏液流向健侧;继续行胸膜腔闭式引流。早期瘘可及早手术修补瘘口,并遵医嘱给予抗生素治疗。小瘘口可自行愈合,但应延长胸膜腔引流时间;较大瘘口,必要时行开胸手术。

(四)健康指导

1.防止便秘

一侧全肺切除术后应保持排便通畅,必要时可应用缓泻剂,防止用力排便增加心脏负担。

2.活动

术后教会患者进行患侧肩、肘、前臂、肩胛区及健侧肢体活动(图 4-4),并逐渐增大运动量和范围。全肺切除术后患者,在坐、立、行走或卧床时,都应保持脊柱的直立功能姿势,预防脊柱侧弯畸形的发生。

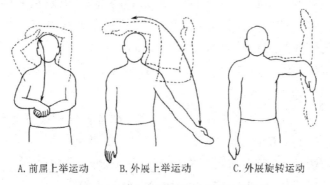

A.前屈上举运动　　B.外展上举运动　　C.外展旋转运动

图 4-4　开胸术后手臂与肩膀的运动

3.出院后定期复查

出院后如出现伤口疼痛、剧烈咳嗽、咯血等症状,或有进行性倦怠情形,应立即就医。

第五章

神经外科护理

第一节 颈动脉狭窄

颈动脉狭窄是由于颈动脉内膜产生粥样硬化性斑块,从而导致管腔狭窄如粥样硬化斑块的手术,内有出血形成附壁血栓,再继续发展可导致动脉管腔完全闭塞。好发于颈内动脉分叉部和颈内动脉起始段。多发生于高血压、糖尿病患者,年龄多在 40 岁以上,男性多于女性。

一、病因与病理

颈动脉狭窄最好发部位为颈总动脉分叉处,其次为颈内动脉起始段,此外还有颈内动脉虹吸部、大脑中动脉及大脑前动脉等部位。一般认为,颈动脉斑块主要通过以下 2 种途径引起脑缺血:一条途径是严重狭窄的颈动脉造成血流动力学的改变,导致大脑相应部位的低灌注;另一条途径是斑块中微栓子或斑块表面的微血栓脱落引起脑栓塞。上述 2 种机制何者更占优势尚无定论,大多数认为斑块狭窄度、斑块形态学特征均与脑缺血症状之间密切相关,二者共同作用诱发神经症状,而狭窄度与症状间关系可更为密切。

二、临床表现

(一)有症状性颈动脉狭窄

1.脑部缺血症状

可有耳鸣、眩晕、视物模糊、头晕、头痛、失眠、记忆力减退、嗜睡、多梦等症状。眼部缺血表现为视力下降、偏盲、复视等。

2.短暂性脑缺血发作

局部的神经功能一过性丧失,临床表现为一侧肢体感觉或运动功能短暂障碍,一过性单眼失明或失语等,一般仅持续数分钟,发病后 24 小时内完全恢复。影像学检查无局灶性改变。

3.缺血性脑卒中

常见临床症状有一侧肢体感觉障碍、偏瘫、失语等,严重者出现昏迷,并具有相应的神经系统定位体征和影像学特征性改变。

(二)无症状性颈动脉狭窄

许多颈动脉狭窄患者临床上无任何神经系统的症状和体征,有时仅在体格检查时发现颈动脉搏动减弱或消失,颈根部或颈动脉行经处闻及血管杂音。无症状性颈动脉狭窄,尤其是重度狭窄活动性斑块或溃疡性斑块被公认为是"高危病变",必须引起重视。

三、辅助检查

(一)磁共振血管成像检查

磁共振血管成像是一种无创性的血管成像技术,能清晰地显示头颈部动脉的三维形态和结构,并且能够重建颅内动脉影像。

(二)计算机体层摄影血管造影检查

计算机体层摄影血管造影(computed tomography angiography,CTA)可精确地显示血管腔的直径,最大限度地区分血管壁、管腔和软组织或钙化组织。CTA 是在螺旋 CT 基础上发展起来的一种非损伤性血管造影技术,经处理后可获得数字化的立体影像(图 5-1)。

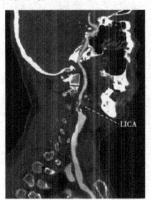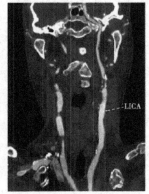

图 5-1 左侧颈内动脉起始部狭窄 CTA

(三)数字减影血管造影检查

数字减影血管造影(digital subtraction angiography,DSA)仍是诊断颈动脉

狭窄的"金标准",它是有创的、非首选的检查方法。DSA 可以详细地了解病变的部位、范围和程度以及侧支循环形成情况,帮助确定病变的性质。

(四)CT 灌注成像检查

CT 灌注成像检查可定量评价局部脑组织血流灌注情况,在一定程度上亦能反映局部脑功能状态。

(五)经颅多普勒-超声检查

经颅多普勒-超声检查是筛选颈动脉狭窄最常见的检查方法,有助于评价颈动脉斑块的范围和特点,可以得到血流状况的信息。

四、治疗要点

颈动脉狭窄治疗的目的在于改善脑供血,纠正或缓解脑缺血的症状,预防短暂性脑缺血发作和缺血性卒中的发生。依据颈动脉狭窄的程度和患者的症状进行治疗,包括药物治疗、手术治疗和血管内介入治疗。

(一)药物治疗

多用于早期患者,以药物治疗和改善饮食结构的方法延缓病变的进展,降低围术期血栓形成的发生率。

(二)手术治疗

颈动脉内膜切除术是切除增厚的颈动脉内膜粥样硬化斑块的手术,以预防由于斑块脱落引起的脑卒中。目前,颈动脉内膜切除术是颈动脉颅外段闭塞性疾病的血管成形术的"金标准"。

(三)血管内介入治疗

颈动脉支架植入术是除颈动脉内膜切除术之外的又一种治疗颈动脉狭窄的方法。这种方法避免了与外科手术相关的并发症,如颈部神经和血管损伤。特别是对具有外科并发症高危因素的患者,与颈动脉内膜剥脱术相比具有创伤小、恢复快等优越性,但其狭窄再发率亦较高,且术后需长期服用氢氯吡格雷等较强的抗血小板聚集药物,有诱发出血性脑卒中等并发症的风险。

五、护理措施

(一)术前护理

1.行颈动脉支架植入术术前准备

(1)抗血小板治疗:为防止血小板在粥样斑块上的沉积,并促使已形成的血栓自行化解,在支架释放过程中将栓子脱落的可能性降至最低。拟行颈动脉支架植入术的患者术前 7 天口服阿司匹林 100 mg/d 和硫酸氢氯吡格雷 75 mg/d。如为急症行颈动脉支架植入术,首剂硫酸氢氯吡格雷 300 mg、阿司匹林 300 mg。抗凝期间严密监测出凝血时间及观察有无出血倾向。

(2)预防血管痉挛:详见本章第二节"颅内动脉瘤"。

(3)抗过敏:遵医嘱术前给予地塞米松 20 mg 静脉注射,以预防造影剂过敏。

2.危险因素的评估

危险因素的评估包括全身危险因素、神经系统的危险因素及脑血管造影发生的危险因素的评估。

3.血压观察

术前测血压 2 次/天,用药前后对比,双侧上肢对比,记录在体温单中。准确掌握患者的血压波动范围,为术后调节血压提供有效的数据。

4.心理护理

评估患者的心理反应,给患者提供适当的环境,让患者能够表达自己的焦虑,加强患者对疾病的认识,尤其是对疾病治疗方法及预后的了解。

5.术前准备

建立 2 条静脉通路;手术时间较长者给予导尿;备好压力袋以便在手术中进行持续冲洗导引导管内腔,避免血栓形成;触摸足背动脉搏动,并在搏动最明显处做好标记,以便术后动态观察。

(二)术后护理

1.卧位与休息

支架植入患者取仰卧或侧卧位,头部抬高<30°,注意患侧颈部不可过度前屈,颈部避免按压,以免影响脑血液循环。穿刺侧下肢平伸制动 8 小时,穿刺处加压包扎 24 小时,观察制动肢体的皮温、皮色及足背动脉搏动情况,观察有无渗血和血肿发生。卧床休息至少 3 天,限制活动 1 周,防止支架脱落。行颈内动脉内膜剥脱术的患者,需观察颈部伤口有无渗血和血肿发生,注意有无呼吸困难。

2.术后血压调节

行颈动脉支架植入术后立即将血压降至正常,并稳定在一个水平上,避免血压突然升高。血压控制是否理想,影响到高灌注综合征的发生率。

3.观察有无出血倾向

为了防止血栓形成,应给予患者低分子肝素 0.4 mL 每 12 小时皮下注射 1 次,阿司匹林 100 mg、硫酸氢氯吡格雷 75 mg 每天 1 次口服,注意观察有无出血倾向。

4.改善患者的营养状况

监测肝脏功能及水、电解质情况,保持水、电解质及酸碱平衡;术后禁食6小时,之后评估患者状态逐步恢复到正常饮食,给予低盐、低脂、易消化食物。

5.颈动脉内膜切除术术后体位

全麻未清醒时取去枕平卧位,头偏向健侧,保持呼吸道通畅,防止颈部过度活动引起血管扭曲、牵拉及吻合口出血。

6.潜在并发症的预防和护理

(1)脑出血:最严重的并发症,术中、术后常规使用抗凝药物增加了患者的出血风险,术后应该密切观察患者意识、语言、肢体活动、瞳孔及生命体征变化,注意观察患者有无头痛、呕吐等情况。有血压升高、呼吸或心率减慢应警惕颅内出血的发生。如发生出血应立即停用抗凝药物,适当控制血压,必要时遵医嘱予以脱水药物。

(2)高灌注综合征:高灌注综合征可在术后早期出现,也可以发生在术后1个月。高灌注综合征是由于狭窄的动脉突然扩张使血流动力学发生改变,引起过度灌注而导致严重脑水肿,甚至颅内出血或蛛网膜下腔出血。护理措施包括:①观察患者有无同侧额颞部或眶周的搏动性或弥漫性头痛、恶心、呕吐、视力下降、意识障碍、谵妄、高血压、癫痫样发作以及局灶性神经功能缺损的症状;②根据患者血压的基础值控制血压,保证血压平稳;③按医嘱使用脱水剂及扩容药物,合理安排补液速度及监测中心静脉压。

(3)脑血管痉挛:由介入材料、造影剂及术中刺激引起。尼莫地平能够有效地防治脑血管痉挛。注意观察有无头痛、头晕、癫痫发作、意识障碍、肢体麻木和无力等症状和体征。

(4)脑缺血:注意观察患者有无神经功能缺失的表现,如意识障碍、一侧肢体活动障碍、感觉障碍、失语或偏盲等。给予吸氧,监测动脉血氧饱和度;匀速静脉滴注,维持中心静脉压在8~12 cmH$_2$O,以保证脑灌注压,降低血液黏稠度及改善脑供氧。

(5)颈动脉窦反应:因支架的膨胀挤压或球囊扩张刺激颈动脉窦,大量传入冲动到达孤束核导致迷走神经张力增强,患者出现心动过速、心排血量减少、血压下降、严重时心搏骤停甚至死亡。术后行心电监护密切观察血压和心电图波形改变。当心率<50次/分时,静脉推注阿托品0.5~1 mg,10~15分钟即可恢复,当血压降至正常范围以下时,通知医师给予处理。但注意不要使血压提升太

快和过高,以免发生高灌注综合征。

(6)造影剂过敏:轻度可表现为头痛、恶心、呕吐,重度可表现为呼吸困难、气管痉挛、四肢抽搐、休克。因此,介入手术后应多饮水,以利于造影剂的排出。

(7)出血倾向:协助医师定期监测凝血功能及血生化等指标。观察皮肤有无瘀斑、渗血等。同时还应观察身体各个部分有无出血倾向,如牙龈黏膜、穿刺部位、大小便等。若发生出血应暂停抗凝治疗。

(8)穿刺部位皮下血肿:多与抗凝治疗和过早活动有关,对局部血肿及凝血异常患者可增加压迫时间,提高压迫止血的准确率。24小时后局部血肿部位可给予多磺酸粘多糖乳膏外涂。

(9)切口张力性水肿:由于术中全身肝素化,术后抗凝治疗,血液处于持续低凝状态,切口易出血及形成皮下血肿。注意观察切口敷料情况,术后切口局部压沙袋8小时,保持颈部引流管固定、通畅,术后24小时内密切观察引流液颜色、量、性质及患者状态。嘱患者不能用力咳嗽、打喷嚏,以免增加颈部的压力而诱发出血。切口局部疼痛、吞咽困难,是血肿发生的早期标志,应及时处理,严重时要入手术室清除血肿。

(10)脑神经损伤:由于颈动脉周围神经组织丰富,手术中易造成舌下神经、面神经、喉返神经和喉上神经的损伤。仔细观察患者神经功能的异常变化,如观察同侧鼻唇沟有无变浅,让患者做伸舌、鼓腮动作等,了解舌下神经和面神经有无损伤,观察患者有无声音嘶哑及进食呛咳等症状,了解喉返神经和喉上神经的外侧支有无损伤。

(11)血管闭塞:主要原因是早期血管内血栓形成或远端动脉栓塞,后期常为吻合口内膜增生狭窄、继发血栓形成。观察有无脑缺血表现,如出现肢体活动障碍、意识障碍等情况时,应及时行超声多普勒、头部CT等检查以明确诊断。

六、健康指导

(一)用药

遵医嘱按时服药,为防止支架内壁血栓形成,服用抗凝药物至少8周。服药期间出现出血倾向,定期复查凝血三项及肝肾功能,如有异常,及时就医。

(二)饮食

应低盐低脂,多食用高蛋白、富含维生素及纤维素的食物,忌油腻、辛辣、刺激性食物。

(三)养成良好习惯

戒烟戒酒;保证充足的睡眠,保持心情愉快,保持情绪稳定;活动时遵循循序渐进的原则,适当锻炼;定时监测血压;保持排便通畅,勿用力排便,便秘时服用缓泻剂。

(四)复诊

3 个月或半年复查 DSA 和 MRI、CT 等,如出现头痛、眩晕、偏瘫情况及时就诊。

第二节　颅内动脉瘤

颅内动脉瘤是颅内动脉壁的囊性膨出,是自发性蛛网膜下腔出血的首位病因。颅内动脉瘤破裂导致的蛛网膜下腔出血的发病率位于脑血管意外中的第 3 位,仅次于脑梗死和高血压脑出血,可以发生于任何年龄,但多在 40～60 岁之间,女性略多于男性。

一、病因与病理

(一)病因

颅内动脉瘤发病原因尚不十分清楚,动脉壁先天缺陷学说认为是由于颅内 Willis 环的动脉分叉处的动脉壁先天性平滑肌层缺乏;动脉壁后天退变性学说则认为,颅内动脉粥样硬化和高血压,造成动脉内弹力板破坏,渐渐形成囊性膨出,即动脉瘤。颅内动脉瘤发生在血管分叉处或 Willis 动脉环周围。颅内动脉瘤大致由瘤顶部、瘤体部及瘤颈部构成,其中瘤顶部最为薄弱,98％的动脉瘤出血部位为瘤顶部。

(二)病理

组织学检查发现动脉瘤壁仅存一层内膜,缺乏中层平滑肌组织,弹性纤维断裂或消失,巨大动脉瘤内常有血栓形成,甚至钙化。颅内动脉瘤为囊性,呈圆形或椭圆形,外观呈紫红色,瘤壁很薄,瘤内可见血流旋涡。

二、分类

(一)按动脉瘤位置

(1)颈内动脉系统动脉瘤,约占颅内动脉瘤的90%,包括颈内动脉-后交通动脉瘤、前交通动脉瘤、大脑中动脉动脉瘤。

(2)椎-基底动脉系统动脉瘤,约占颅内动脉瘤的10%,包括椎动脉瘤、基底动脉瘤和大脑后动脉瘤等。

(二)按动脉瘤大小

分为微型(直径≤0.5 cm)、一般型(0.5 cm<直径≤1.5 cm)、大型(1.5 cm<直径≤2.5 cm)、巨大型(直径>2.5 cm)。一般型动脉瘤出血概率大。

三、临床表现

(一)动脉瘤破裂出血症状

未破裂动脉瘤,临床可无任何症状。动脉瘤一旦破裂出血,表现为蛛网膜下腔出血,患者突然剧烈头痛、频繁呕吐、大汗淋漓、体温升高、颈项强直、克氏征阳性,重者可出现意识障碍,甚至昏迷。部分患者出血前有劳累、情绪激动等诱因,亦有少部分患者无明显诱因或在睡眠中发病。约1/3的患者在动脉瘤破裂后病情进展迅速,且未及时恰当诊治导致呼吸和循环衰竭而死亡。

多数动脉瘤破口周围会被凝血块封闭而暂时停止出血,病情逐渐稳定。随着动脉瘤破口周围血块溶解,动脉瘤可能再次破溃出血。再次出血多发生在第1次出血后2周内。血液破入蛛网膜下腔后,红细胞破坏分解可产生5-羟色胺、儿茶酚胺等多种血管活性物质,这些物质作用于其周围的脑血管,导致血管痉挛发生,发生率为21%～62%,多发生在出血后的3～15天。

(二)局灶症状

取决于颅内动脉瘤的部位、解剖结构、动脉瘤大小及破裂出血后形成较大血肿对周围脑组织的压迫情况。有时局灶症状出现在蛛网膜下腔出血之前,被视为动脉瘤出血的前兆症状,此时应警惕随之而来的蛛网膜下腔出血,如轻微偏头痛、眼眶痛,继之出现动眼神经麻痹等。大脑中动脉的动脉瘤出血如形成血肿,或其他部位动脉瘤出血后可发生脑血管痉挛,出现偏瘫、失语、视力视野障碍等症状。

(三)破裂动脉瘤患者的临床分级

为了便于判断病情、预后及手术适应证,国际常采用Hunt五级分类法。

Ⅰ级：无症状，或有轻微头痛和颈项强直。

Ⅱ级：头痛较重，颈项强直，除动眼神经等脑神经麻痹外，无其他神经症状。

Ⅲ级：轻度意识障碍，躁动不安和轻度脑症状。

Ⅳ级：半昏迷、偏瘫，早期去脑强直和自主神经障碍。

Ⅴ级：深昏迷、去脑强直，濒危状态。

四、辅助检查

(一)CT 扫描检查

CT 可辅助判断出血部位、明确血肿大小、有无脑积水和脑血管痉挛后导致的脑梗死灶(图 5-2A)。前纵裂出血提示前交通动脉瘤；外侧裂出血提示大脑中动脉瘤，鞍上池出血提示颈内动脉-后交通动脉瘤，第四脑室出血提示后循环动脉瘤。

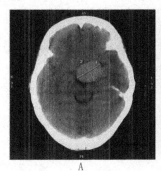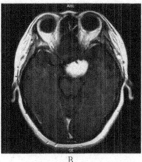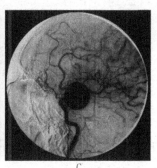

图 5-2　左颈内动脉巨大动脉瘤

A.CT；B.MRI；C.DSA

(二)MRI 成像扫描检查

MRI 优于 CT，动脉瘤可见流空效应(图 5-2B)。MRI 和 CTA 可提示不同部位动脉瘤，从不同角度了解动脉瘤与载瘤动脉的关系。

(三)数字减影血管造影

数字减影血管造影是确诊动脉瘤最为可靠的方法。能显示动脉瘤的位置、数目、形态、大小、瘤周正常穿支血管走行及有无血管痉挛，为手术方案提供依据(图 5-2C)。首次造影阴性，可能因脑血管痉挛而动脉瘤未能显影，高度怀疑者，3 个月后应重复造影。

(四)腰椎穿刺

怀疑蛛网膜下腔出血且 CT 扫描未见明显蛛网膜下腔出血时，可行腰椎穿刺检查,脑脊液多呈粉红色或血色。但腰椎穿刺可诱发动脉瘤破裂出血,不作为确诊自发性蛛网膜下腔出血的首选检查方法。

五、治疗要点

(一)治疗原则

颅内动脉瘤应进行手术治疗。采取保守治疗的患者约 70% 会死于动脉瘤2 次出血。现代显微手术使颅内动脉瘤的手术死亡率已降至 2% 以下。

据 Hunt 五级分类法,病情在Ⅰ、Ⅱ级的患者应尽早进行造影和手术治疗。Ⅲ级以下患者出血后 3～4 天内进行手术夹闭动脉瘤,可以防止动脉瘤再次出血,减少血管痉挛发生。椎-基底或巨大动脉瘤,病情Ⅲ级以上,提示出血严重或存在血管痉挛和脑积水,手术危险性大,应待病情好转后再行手术。

(二)手术治疗

1.动脉瘤蒂夹闭术

开颅夹闭动脉瘤蒂是最理想的首选方法,它既不阻断载瘤动脉,又完全彻底清除动脉瘤,保持载瘤及供血动脉继续通畅,维持脑组织正常血运。

2.动脉瘤孤立术

动脉瘤孤立术则是把载瘤动脉在瘤的远端及近端同时夹闭,使动脉瘤孤立于血液循环之外。但在未能证明脑的侧支供血良好时应慎用。

3.动脉瘤包裹术

采用不同的材料加固动脉瘤壁,虽可减少破裂的机会,但疗效不确定,应尽量少用。

4.血管内介入治疗

利用股动脉、颈动脉、桡动脉穿刺,将纤细的微导管放置于动脉瘤腔内或瘤颈部位,再经过微导管将柔软的钛合金弹簧圈送入动脉瘤腔内并将其充满,使得动脉瘤腔内血流消失,从而消除再次破裂出血的风险。

六、护理措施

(一)术前护理

目的在于防止再出血和预防血管痉挛。

1.卧床休息

绝对卧床休息,适当抬高头部,保持患者安静,对患者及其家属进行健康教育,为患者创造一个安静、清新、舒适的休养环境。

2.减轻焦虑

评估患者焦虑的程度,给患者提供适当的环境,让患者能够表达自己的焦虑,并且加强患者对疾病的了解,尤其是对疾病治疗方法及预后的了解。保持患者情绪稳定,避免不良刺激,任何负性情绪都可能导致瘤体破裂,危及患者生命。

3.控制血压

降低血压是减少再出血的重要措施之一。通常降低基础血压的 10％～20％,高血压患者则可降低动脉收缩压的 30％～50％。若出现头晕、意识障碍等缺血症状,应适当回升血压。

4.对症护理

严密观察患者血压、脉搏、体温、呼吸、瞳孔、意识状态及神经功能变化,预防再次破裂出血。遵医嘱正确应用降血压、降颅压、镇痛、镇静、抗纤维蛋白溶解剂及钙通道阻滞剂。

5.大小便管理

防止便秘,避免增加腹压而反射性增加颅内压导致的瘤体破裂。进营养丰富的食物,多食蔬菜和水果,避免辛辣食物,戒烟酒。遵医嘱应用缓泻剂。对不适应卧位小便者,予以指导进行排尿训练或留置导尿管。

6.预防和治疗脑血管痉挛

遵医嘱应用钙通道阻滞剂,改善微循环。

(二)术后护理

1.一般护理

全麻后取去枕平卧位,头偏向健侧,保持呼吸道通畅;患者清醒后,血压平稳者床头抬高 15°～30°;持续低流量吸氧,床旁心电监护,密切观察患者的意识、瞳孔、生命体征、四肢活动及血氧饱和度情况;特别注意血压变化,根据医嘱控制血压在适当范围,防止术后发生出血;若患者出现头晕、头痛、呕吐、失语、肌力下降等症状,应立即报告医师,尽快采取紧急处理措施。

2.平稳度过水肿期

由于手术创伤、牵拉致脑组织受刺激,术后 2～4 天可发生脑组织水肿,应准确记录液体出入量,控制入液量,正确应用脱水剂,维持水、电解质平衡。术后高热患者及时采取降温措施,如头部冰帽、间断乙醇擦浴、温水擦浴等,因高热易造成脑组织相对低氧、水肿,加重脑损害。

3.营养支持

营养治疗是临床治疗的重要组成部分,也是一种基本治疗手段。因此,必须及时有效地补充能量和蛋白质,以减轻机体损耗。评估患者营养状况,如体重、氮平衡、血浆蛋白、血糖、电解质等,以便及时调整营养素供给量和配方,做好饮食指导。便秘者应多食富含纤维素的食物和蔬菜,必要时服用缓泻剂。

4.用药护理

及时观察药物治疗效果及发现不良反应。常规用药应掌握用药的方法及注意事项。

(1)止血药物:用药期间注意肢体活动情况,抬高患肢,不在下肢静脉滴注此类药物,防止深静脉血栓形成。

(2)防治脑血管痉挛药物:尼莫地平能优先作用于脑部小血管,改善脑供血,但在治疗过程中可能出现头晕、血压下降、头痛、胃肠不适、皮肤发红、多汗、心动过缓等症状,应注意密切观察,防止低血压的发生;应静脉微量泵注入,避光使用,以 3~5 mL/h 速度持续泵入,尼莫地平 10 mg 静脉滴注需要 10~12 小时,如因紧张造成血压升高,可适当增加流速,维持在术前平均血压水平;因尼莫地平制剂中含有一定浓度的乙醇,若患者出现心率增快、面色潮红、头疼、头晕及胸闷等不适症状,应适当减慢流速。

5.并发症的预防和护理

(1)脑血管痉挛:术后脑血管痉挛的发生率为 41%~47%,由此引起的延迟性脑缺血及脑水肿,是颅内动脉瘤术后死亡或致残的主要原因。护理的重点是术后动态观察患者的意识状况,观察有无新增神经功能障碍表现或原有神经症状的恶化等。脑血管痉挛的预防措施:①应用特异性解痉剂尼莫地平或法舒地尔;②升高脑血流的灌注压,提高血压和扩容;③改善血流变学,降低血液黏滞度;④调节控制吸氧浓度。

(2)再出血:术后搬运患者时,应注意保护头部,防止外力作用引起出血,头部引流管一般于术后 24~48 小时拔除,在此期间,应密切观察并记录引流液的颜色、性质、量及切口渗血情况。避免一切引起颅内压升高的因素,如用力咳嗽、排便、情绪激动等。注意观察患者有无突发的头痛、呕吐、意识障碍、脑膜刺激征等再出血征象。

(3)脑积水:遵医嘱准确应用脱水剂,并严密观察患者意识、瞳孔、生命体征,及时发现有无颅内压升高的症状。如果患者出现脑积水症状,如智力减退、记忆力减退、步态不稳及大小便失禁等,应及时通知医师,做好术前准备,配合医师尽早行"脑室-腹腔分流手术"治疗。

(4)颅内感染:保持伤口敷料清洁、干燥,无污染。观察患者体温、血象变化,有无脑膜刺激征。如果患者出现切口感染伴颅内感染,根据医嘱做皮下积液、脑脊液和血培养,根据培养结果选择有效抗生素,并按时、按量给药,保证血药浓度,同时观察疗效;高热患者给予物理降温;腰穿持续引流的患者,做好引流管的护理。

6.介入治疗术后护理

(1)预防出血:介入术后穿刺侧下肢应伸直并制动 24 小时,穿刺点用压迫止血器或消毒纱布卷及弹性绷带加压包扎固定 24 小时,密切观察穿刺部位局部有无渗血及血肿,观察术侧足背动脉搏动、足部皮肤色泽、肢体温度、痛觉及末梢循环等情况,并与对侧肢体比较,如有异常应及时报告医师处理。

(2)饮食护理:根据患者情况嘱患者多饮水,每天在 1 500 mL 以上,或遵医嘱给予利尿剂,促进造影剂的排出,术后 6 小时后嘱其进易消化的食物。

(3)过度灌注综合征:主要是由于颅内血管长期处于低血流灌注状态,一旦血管突然扩张,血流明显增多可发生脑过度灌注综合征。护理上需观察患者有无头疼、头胀、恶心呕吐、癫痫和意识障碍等症状;监测血压、心率、呼吸、血氧饱和度的变化并记录;遵医嘱有效控制血压。

(4)急性脑梗死:栓塞术后脑梗死是严重的并发症之一,轻者发生偏瘫,重者导致死亡。其主要原因是导管在血管内停留时间过长,损伤内皮组织,还与球囊微导管弹簧圈过早脱离等因素有关。因此术后应严密观察患者的语言、运动、感觉功能的变化,病情有变化,及时通知医师。

(5)剧烈头痛:栓塞后第 1 天发生剧烈头痛是颅脑介入栓塞治疗术后常见的并发症,一般反应轻者 1~2 天即痊愈,严重者可达 1 周以上。患者突发头痛并加重,应特别给予重视,及时发现病情变化并报告医师,遵医嘱应用 20%甘露醇 125~250 mL 静脉滴注或泵入血管解痉剂。

七、健康指导

(一)服药

指导患者用药方法和注意事项,遵医嘱服用药物,若服用降压药、抗癫痫类及抗血管痉挛类药物,不可擅自减量。服抗凝药期间注意观察出血情况,定期复查凝血三项及肝肾功能。

(二)饮食

指导患者多吃富含维生素 A、维生素 C 的绿色蔬菜和水果,如胡萝卜、菠菜、白菜、番茄、苹果、芒果;常吃瘦肉、鸡蛋、新鲜的奶制品及深海鱼类等;低盐低脂饮食,少食胆固醇较高的食物,如蛋黄、动物内脏、猪油等。

(三)运动

出院后注意休息,3 个月后可做些简单的家务活,避免重体力劳动。适当锻炼,在体力允许的情况下逐渐增加活动量。出院后注意休息,在身体尚未恢复前,少去公共场所,注意自我保护,防止感染其他疾病。

(四)良好的生活习惯

注意戒烟,适当饮酒,保证充足的睡眠,保持愉快的心情。

(五)复诊

出院后遵医嘱到门诊复查。出现以下症状,应立即就诊:①头痛逐渐加重、恶心、呕吐;②癫痫、失语及肢体功能障碍加重;③精神萎靡不振、意识障碍等。

第三节　听神经瘤

听神经瘤是指起源于听神经鞘的肿瘤,为良性肿瘤,是常见的颅内肿瘤之一,占颅内肿瘤的 8%～10%,约占桥小脑角区肿瘤的 80%。肿瘤多数发生于听神经前庭段,少数发生于该神经的耳蜗部。随着肿瘤生长,可出现一些神经压迫症状。

一、病因与病理

(一)病因

从解剖角度看,听神经包括前庭神经和耳蜗神经,与面神经共同走行于内听道中;听神经颅内部分长 17～19 mm,从脑干到内听道口无神经鞘膜,仅为神经胶质细胞和软脑膜被覆,至内听道口穿过软脑膜后,由于 Schwann 细胞被覆,故其多发生在内听道内的前庭神经鞘膜,并逐渐向颅内扩展。

前庭神经鞘瘤起源于外胚层,其前庭神经的鞘膜细胞增生瘤变,逐渐形成肿瘤。

(二)病理

听神经瘤是一种具有完整包膜的良性肿瘤,表面光滑,有时可呈结节状。肿瘤大多从内听道内开始生长,逐渐突入颅腔。肿瘤小者局限在内听道内,直径仅数毫米,仅有内听道扩大,随着肿瘤的不断增大,大者可占据整个一侧后颅窝,可向上经小脑幕向幕上、幕下生长达枕骨大孔,内侧可越过脑桥的腹侧达对侧。相邻的脑神经、小脑和脑干等结构可遭受不同程度的推移,面神经、三叉神经可被压向前方或前上方,向下延伸至颈静脉孔可累及舌咽神经、迷走神经及副神经,向内可压迫脑干、小脑和第四脑室。

二、临床表现

一般听神经瘤病程较长,随着肿瘤的生长,临床症状和体征按一定顺序出现。

(一)早期耳部症状

肿瘤体积小时,出现一侧耳鸣、听力减退、眩晕和平衡障碍。听力障碍是最常见的症状,发生率为 95%。耳鸣可伴有发作性眩晕或恶心、呕吐。

(二)中期面部症状

肿瘤继续增大,压迫同侧的面神经和三叉神经时,出现患侧面肌痉挛及泪腺分泌减少,或有轻度周围性面瘫。三叉神经损害表现为同侧面部麻木、疼痛、触觉减退、角膜反射减弱、颞肌和咀嚼肌肌力差或肌萎缩。

(三)晚期脑桥小脑角综合征及后组脑神经症状

肿瘤体积大时,压迫脑干、小脑及后组脑神经,引起交叉性偏瘫及偏身感觉障碍,小脑性共济失调、声音嘶哑、吞咽困难、饮食呛咳等;发生脑脊液循环梗阻则有头痛、呕吐、视力减退、视盘水肿或继发性视神经萎缩。

(四)其他

听神经瘤瘤内出血,可引起急性脑桥小脑角综合征,出现病情的急剧变化。患者突然出现听力下降,急性面肌痉挛或面瘫,面部感觉障碍,声音嘶哑,严重者可出现意识和呼吸障碍。

三、辅助检查

(一)X 线检查

岩骨平片见内耳道扩大、骨侵蚀或骨质吸收。

(二)CT 及 MRI 检查

CT 表现为瘤体呈等密度或低密度,少数呈高密度影像。肿瘤多为类圆形或不规则形,位于内听道口区,多伴内听道扩张,增强效应明显。MRI T_1 加权像上呈略低或等信号,在 T_2 加权像上呈高信号。第四脑室受压变形,脑干及小脑变形移位。注射造影剂后瘤体实质部分明显强化,囊变区不强化。

(三)神经耳科检查

常进行听力检查及前庭神经功能检查。

(四)其他检查

脑干听觉诱发电位或脑干电反应听力测定。

四、治疗要点

听神经瘤是良性肿瘤,治疗原则主要是手术治疗,尽可能安全、彻底地切除肿瘤,避免毗邻神经的损伤。多数学者认为肿瘤全切除后,可获得根治。如果手术残留,可以考虑辅助伽马刀治疗。若为急性瘤内出血,肿瘤体积增大,出现颅内压升高和意识障碍,可先给予激素和脱水治疗,然后进行急症手术。

五、护理措施

(一)术前护理

1.疾病指导

告知患者各项术前检查的目的和重要性,如何做好各项检查的配合,完善术前准备;了解患者对疾病和手术的认知程度,告知术后可能发生的脑神经损伤情况、并发症及需要配合的事项。

2.预防枕骨大孔疝发生

观察患者意识状态、生命体征、肢体活动情况,避免一切诱发颅内压升高的因素,预防枕骨大孔疝发生。若出现剧烈头痛、频繁呕吐、颈项强直、呼吸变慢,应及时通知医师。

3.改善患者的营养状况

注意监测肝脏功能及水、电解质情况,保持水、电解质及酸碱平衡。对后组脑神经麻痹有饮水呛咳或吞咽困难的患者,行肠内、肠外营养支持,防止吸入性肺内感染。

4.生活护理

患者存在小脑性共济失调,动作不协调。嘱患者卧床休息,指导患者练习床上大小便,给予生活护理,加强安全护理,防止意外发生。

5.沟通障碍的护理

耐心与患者交谈，必要时辅助手势及文字或护患沟通图解进行沟通，以满足患者需求。

6.心理护理

了解患者的文化程度及对疾病的认识程度，向患者讲解手术和麻醉的相关知识、手术的目的和意义，减轻患者的焦虑和恐惧。

(二)术后护理

1.病情观察

观察患者意识状态、生命体征、瞳孔、肢体活动情况，密切观察患者呼吸、血氧饱和度的变化。给予吸氧、心电血氧监测。遵医嘱给予脱水剂及激素类药物。注意观察患者是否有头痛、呕吐及颈项强直的情况。

2.体位

麻醉未清醒者取仰卧位，头偏向健侧，清醒后头部抬高 15°～30°，对肿瘤切除后残腔较大的患者，术后 24～48 小时内取头部健侧卧位，行轴位翻身，避免颈部扭曲或动作过猛，造成脑干摆动或移位，而导致呼吸骤停。

3.呼吸道护理

第Ⅴ、Ⅶ、Ⅸ、Ⅹ、Ⅻ对脑神经损伤，可导致吞咽和呛咳反射异常；由于手术时间长，常采取侧卧位，气管插管的留置和摩擦也会导致咽后部水肿。患者可有不同程度的咳嗽无力，痰液不能排出，导致窒息和并发肺部感染。护理措施：①及时吸痰保持呼吸道通畅，充足给氧。②每 2 小时翻身、叩背 1 次，每 4～6 小时雾化吸入 1 次，防止呕吐物误吸引起窒息。③术后咳嗽无力不能排痰者，可用导管插入气管吸出分泌物，必要时协助医师通过支气管镜吸痰。发生呼吸困难、发绀，血氧饱和度低于 90% 应及时通知医师，必要时考虑行气管切开术。

4.并发症的预防和护理

(1)颅内继发出血：颅内血肿多发生在术后 24～48 小时内，由于后颅窝容积狭小，代偿容积相对较小，术区脑组织水肿或瘤腔渗血时病情变化较快。需监测患者生命体征，特别是血压、呼吸、动脉血氧饱和度；因此术后 24 小时内应严密观察有无剧烈头痛、频繁呕吐及血压升高、心率减慢、呼吸深慢或不规则、动脉血氧饱和度下降、烦躁不安、意识模糊等颅内压升高症状，如有变化应立即通知医师，并做好抢救的准备。

(2)颅内继发感染：颅内感染与脑室外引流、切口愈合不良、脑脊液漏有关。护理措施：①保持脑室外引流或腰大池引流装置通畅，管道勿受压、扭曲、脱落，倾倒时严格遵守无菌操作原则,防止逆流。②保持头部敷料清洁干燥,发现切口渗出,及时通知医师处理。③监测体温的变化,遵医嘱合理应用抗生素。

(3)暴露性角膜炎:患者肿瘤体积较大时,术前可出现周围性面瘫及三叉神经功能障碍,手术也可导致或加重脑神经的损伤,出现眼睑闭合不全、瞬目动作减少、球结膜干燥、面部感觉消失、口角向健侧歪斜等症状。护理措施:①给患者戴眼罩,形成湿房;②日间用眼药水滴眼 2~3 次,夜间涂眼膏;③保持眼部清洁,每天眼部护理 2 次。如果出现暴露性角膜炎,必要时需要行眼睑缝合术。

(4)吞咽困难:由于手术牵拉刺激可伴有舌咽和迷走神经的损伤,出现声音嘶哑、吞咽困难。①饮水试验:术后 6 小时需进行饮水试验,进食呛咳者,予以鼻饲流质,并行吞咽康复训练,待吞咽功能恢复后给予经口饮食;经口进食无呛咳者,给予流质,并逐渐改为半流质及软食。②进食时需注意:床头抬高 30°~45°,健侧卧位;温度在 38~40 ℃,避免过热造成烫伤;注意进食速度,将食物放在健侧舌上方,小口、细嚼慢咽,少量多餐,防误吸发生。③口腔清洁:进食后漱口或行口腔护理,以免食物残留发生口腔感染。④吞咽功能训练:临床上可应用日本洼田俊夫饮水试验评估,筛选患者吞咽障碍的程度,以便及时给予相应的干预。进行咽部冷刺激、空吞咽、屏气-发声运动及摄食训练,有助于吞咽功能的恢复。

(5)面部带状疱疹:与术中三叉神经受刺激有关,多在 2 周内消失。护理措施:①每天 2 次口腔护理,保持口唇周围清洁,并涂抗生素软膏;②根据医嘱给予抗病毒药物及 B 族维生素;③超短波治疗。

六、健康指导

(一)用药指导

根据医嘱服用药物,不可擅自停药或漏服药物。

(二)眼睑闭合不全

保持眼部清洁,指导患者用洁净的物品擦眼,白天滴眼药水,外出时戴太阳镜或眼罩,以防阳光和异物的伤害;睡前涂眼药膏,用干净的塑料薄膜覆盖,以形成湿房,防止发生暴露性角膜炎。

(三)面瘫

指导患者进行面部肌肉练习,对着镜子做皱眉、闭眼、吹口哨及呲齿等动作;避免进食过硬、不易嚼碎的食物,最好进食软食;每天 2 次进行患侧面部按摩,按摩时力度适宜、部位准确。

(四)活动指导

出院后注意休息,在身体尚未完全恢复前,减少去公共场所的机会,注意自我保护,防止感染其他疾病。逐渐增加活动量,3个月后根据身体恢复情况可适当做些简单的家务,避免头部剧烈运动及重体力劳动。

(五)饮食指导

饮食合理,忌食辛辣等刺激性食物,给予高热量、高蛋白、丰富维生素及易消化的食物,多吃富含维生素A、维生素C的绿色蔬菜和水果。吞咽困难者应进软食,并遵循少量多餐、小口慢咽的原则。

(六)复诊

出院后3个月到门诊复查,若病情稳定,每6个月复查1次,持续2年,此后,改为每年复查1次。出现以下症状,应立即随诊:切口处出现漏液;头痛逐渐加重,恶心、呕吐;体温持续高于38 ℃,颈部僵直;不稳步态加重等。

第四节 垂 体 瘤

垂体瘤是一组从腺垂体和神经垂体及颅咽管上皮残余细胞发生的肿瘤。此组肿瘤以腺垂体的腺瘤占大多数,来自神经垂体者少见。垂体瘤约占颅内肿瘤的10%,大部分为良性腺瘤,极少数为恶性。

一、病因与分类

(一)病因

垂体瘤的发病机制是一个多种因素共同参与的复杂的多步骤过程,至今尚未明确。主要包括2种假说:一是下丘脑调控异常机制;二是垂体细胞自身缺陷机制。人们对下丘脑-垂体轴生理功能的不断研究,发现腺垂体可分泌如下激素:生长激素(GH)、泌乳素(PRL)、促肾上腺皮质激素(ACTH)、促甲状腺素(TSH)、促卵泡激素(FSH)、促黄体生成素(LH)。

(二)分类

1.根据肿瘤细胞染色的特性

分为嫌色性、嗜酸性、嗜碱性细胞腺瘤。

2.根据肿瘤内分泌功能

分为泌乳素瘤（PRL 腺瘤）、生长激素瘤（GH 腺瘤）、促肾上腺皮质激素瘤（ACTH 腺瘤）、促甲状腺素瘤（TSH 腺瘤）、促性腺素瘤（FSH 和 LH 腺瘤）、混合性激素分泌瘤、无功能垂体腺瘤。

3.按肿瘤大小

分为微腺瘤（直径≤1 cm），大腺瘤（1 cm＜直径≤3 cm），巨腺瘤（直径＞3 cm）。

二、临床表现

垂体瘤可有一种或几种垂体激素分泌亢进的临床表现。除此之外，还可因肿瘤周围的正常垂体组织受压和破坏引起不同程度的腺垂体功能减退的表现，以及肿瘤向鞍外扩展压迫邻近组织结构的表现。

(一)激素分泌过多综合征

1.PRL 腺瘤

女性多见，典型表现为闭经、溢乳、不孕。男性则表现为性欲减退、勃起功能障碍、乳腺发育、不育等。

2.GH 腺瘤

未成年人可表现为生长过速、巨人症。成人表现为肢端肥大。

3.ACTH 腺瘤

临床表现为向心性肥胖、满月脸、水牛背、多血质、皮肤紫纹、毳毛增多等。重者闭经、性欲减退、全身乏力，有的患者伴有高血压、糖尿病、低血钾、骨质疏松等。

4.TSH 腺瘤

少见，由于垂体促甲状腺激素分泌过盛，多引起甲状腺功能亢进症状。

5.FSH 和 LH 腺瘤

非常少见，表现为性功能减退、闭经、不孕不育、精子数目减少等。

(二)激素分泌减少

某种激素分泌过多干扰了其他激素的分泌，或肿瘤压迫正常垂体组织而使激素分泌减少，表现为继发性性腺功能减退（最为常见）、甲状腺功能减退（次之）、肾上腺皮质功能减退。

(三)垂体周围组织压迫征

1.头痛

因为肿瘤造成鞍内压升高，垂体硬膜囊及鞍膈受压，多数患者出现头痛，主要位于前额、眶后和双颞部,程度轻重不同,间歇性发作。

2.视力减退、视野缺损

肿瘤向前上方发展压迫视交叉,多数为颞侧偏盲或双颞侧上方偏盲。

3.海绵窦综合征

肿瘤向侧方发展,压迫第Ⅲ、Ⅳ、Ⅵ对脑神经,引起上眼睑下垂、眼外肌麻痹和复视。

4.下丘脑综合征

肿瘤向上方发展,影响下丘脑可导致尿崩症、睡眠异常、体温调节障碍、饮食异常、性格改变。

5.脑脊液鼻漏

如肿瘤破坏鞍底可导致脑脊液鼻漏。

6.垂体卒中

由瘤体内出血、坏死导致。起病急骤,剧烈头痛、恶心、呕吐,并迅速出现不同程度的视力减退,严重者可在数小时内双目失明,常伴眼外肌麻痹,可出现神志模糊、定向力障碍、颈项强直甚至突然昏迷。

三、辅助检查

(一)激素测定

激素测定包括 PRL、GH、ACTH、TSH、FSH、LH、MSH、T_3、T_4等。

(二)影像学检查

1.MRI 检查

垂体瘤的影像学检查首选 MRI,因其敏感,能更好地显示肿瘤及其与周围组织的解剖关系,可以区分视交叉和蝶鞍隔膜,清楚地显示脑血管及垂体肿瘤是否侵犯海绵窦和蝶窦、垂体柄是否受压等情况,MRI 比 CT 检查更容易发现小的病变。MRI 检查的不足是它不能像 CT 一样显示鞍底骨质破坏征象以及软组织钙化影。

2.CT 检查

常规 5 mm 分层的 CT 扫描仅能发现较大的垂体占位病变。高分辨率多薄层(1.5 mm)冠状位重建 CT 在增强扫描检查时可发现较小的垂体瘤。

3.X 线检查

瘤体较大时平片可见蝶鞍扩大、鞍底呈双边,后床突及鞍背骨质吸收、变薄及向后竖起。

4.放射性核素

应用于鞍区疾病的放射性核素成像技术也发展迅速,如正电子发射断层扫描已开始用于临床垂体瘤的诊断。

(三)其他检查

垂体瘤的特殊检查主要指眼科检查,包括视野检查、视力检查和眼球活动度检查。肿瘤压迫视交叉或视束、视神经时可引起视野缺损,或伴有视力下降。

四、治疗要点

垂体瘤的治疗方法有手术治疗、放射治疗、药物治疗及激素替代治疗。

(一)手术治疗

瘤体微小限于鞍内者可经鼻蝶入路显微手术切除。有鼻部感染、鼻窦炎、鼻中隔手术史(相对),巨大垂体瘤明显向侧方、向额叶底、向鞍背后方发展者(相对),有凝血机制障碍或其他严重疾病的患者禁忌经鼻蝶手术方式,需行经颅垂体瘤切除术。手术方法有以下几种。

(1)经颅垂体瘤切除术:包括经额叶、经颞叶和经蝶骨嵴外侧入路。

(2)经蝶垂体瘤切除术:包括经口鼻蝶入路、经鼻(单侧或双侧)蝶窦入路、经筛窦蝶窦入路和上颌窦蝶窦入路。

(3)立体定向手术(经颅或经蝶):垂体内植入同位素^{180}铱、^{90}铱,放射外科(伽马刀和 X 刀)。

(二)放射治疗

放射治疗对无功能性垂体瘤有一定效果。适应证:①肿瘤体积较小,视力、视野未受影响;②患者全身情况差,年老体弱、有其他疾病、不能耐受手术者;③手术未能切除全部肿瘤,有残余肿瘤组织者,术后加放射治疗。

(三)药物治疗

常用药物为溴隐亭,可减少分泌性肿瘤过高的激素水平,改善临床症状及缩小肿瘤体积。

(四)激素替代治疗

有腺垂体功能减退者,应补充外源性激素,纠正内分泌紊乱。

五、护理措施

(一)术前护理

1.心理护理

垂体瘤由于病程长,常伴有头晕、头痛、视力减退、肢端肥大、性功能障碍、闭经、泌乳等症状,使患者思想负担重,精神压力大,常有恐惧、焦虑、自卑、抑郁等心理障碍。入院后护士应准确评估患者心理,加强沟通和交流,做好心理疏导。

2.术前准备

经蝶垂体瘤切除术。

(1)经口呼吸训练:术后患者由于鼻腔填塞碘仿纱布条及手术创伤切口疼痛,需经口呼吸,因此术前应训练患者经口呼吸,让患者或他人将双鼻腔捏紧。

(2)鼻腔准备:因手术经鼻腔蝶窦暴露鞍底,经过鼻腔黏膜,因此需保持口、鼻腔清洁,用生理盐水棉签清洗鼻腔或药水滴鼻,注意保暖,防止感冒,术前剃鼻毛。

3.垂体卒中

应避免一切诱使颅内压升高的因素,防止感冒、咳嗽及保持排便通畅。如发生垂体卒中,应遵医嘱应用肾上腺皮质激素,并做好急症手术的准备工作。

4.垂体功能低下

晚期由于肿瘤的压迫,垂体萎缩,腺体组织内分泌功能障碍,致垂体功能下降。表现为面色苍白、嗜睡、低体温、低血压、食欲缺乏。如出现上诉症状立即通知医师,遵医嘱应用激素替代治疗。

(二)术后护理

1.体位

麻醉完全清醒后取半卧位,床头抬高 30°～60°,除有利于呼吸和颅内静脉回流、减轻脑水肿外,对经蝶垂体瘤切除的患者,还可减少创腔渗液,利于切口愈合。

2.气道管理

经鼻蝶垂体手术术后早期易发生气道梗阻,危险因素与手术入路和患者的基础疾病有关。鼻腔、口腔积血和鼻腔填塞物均可造成堵塞。护理上需注意:①及时清除口腔及呼吸道内分泌物;②由于鼻腔用凡士林纱布条或膨胀海绵填塞,吸氧管应放于口腔或行面罩吸氧,指导患者用口呼吸;③对经蝶入路患者,禁忌经鼻腔安置气管插管、鼻胃管以及经面罩无创正压通气。

3.视力、视野观察

密切观察患者视力、视野改变,若患者术后视力、视野同术前或较术前明显改善,但数小时后又出现视力、视野损害,甚至失明,应高度警惕继发鞍区血肿或水肿。

4.鼻部护理

鼻内镜下术后鼻腔伤口一般经过肿胀期、结痂期、恢复期。术后肿胀最为明显,患者术后鼻腔用高分子膨胀海绵填塞止血,由于手术和海绵的刺激,鼻腔常有少量液体渗出,术后应注意观察渗出液的颜色、性质及量,保持鼻前庭周围及敷料清洁,避免打喷嚏、擤鼻等动作,当咽部有异物感或窒息感时,立即通知医师处理,直至48小时后拔出纱布条。

5.并发症的观察和护理

(1)出血:密切观察患者生命体征、意识状态,评估视力及视野变化以及有无剧烈头痛,如有异常,立即通知医师。

(2)水钠平衡失调:尿崩症是垂体瘤术后最常见的并发症之一,由于垂体柄和神经垂体受损,引起抗利尿激素分泌减少。多发生在术后48小时内,可出现烦渴、多饮多尿,每小时尿量>250 mL,或24小时尿量在4 000~10 000 mL。尿比重<1.005。护理:①及时发现尿崩症状,根据医嘱应用垂体后叶素。②排除引起多尿的因素,如脱水剂的应用、大量饮水、大量及过快地补液等,准确记录尿量、尿比重,严格记录24小时出入液体量。③遵医嘱术后3天内每天2~3次检测电解质,及时纠正电解质紊乱。④评估患者脱水情况,指导患者饮水。⑤部分患者表现为低钠血症,需缓慢纠正,避免中枢脱髓鞘。

(3)脑脊液鼻漏:可出现拔出引流条后鼻腔有水样液体流出,患者坐起、低头时加重。

(4)消化道出血:由下丘脑损伤使自主神经功能障碍所致。可出现呕吐或由胃管内抽出大量的咖啡色胃内容物,伴有呃逆、腹胀等症状。护理:①密切观察生命体征的变化。②保持静脉输液通畅。③出血期遵医嘱禁食,出血停止后给予温凉流质、半流质和易消化软食;④可遵医嘱给予预防消化道出血的药物。⑤出血后3天未排便者慎用泻药。

(5)高热:由下丘脑体温调节中枢受损所致。体温可高达39~40 ℃,持续不降,肢体发凉。护理措施包括:①监测体温变化及观察周身情况。②给予物理降温,必要时应用药物降温。③及时更换潮湿的衣服、被褥,保持床单位清洁干燥。④给予口腔护理,每天2次,鼓励患者多饮水。⑤给予清淡易消化的高热量、高蛋白流质或半流质饮食。

(6)垂体功能低下:护理同术前。

(7)激素替代治疗的护理:①用药时间选择早晨静脉滴注或口服激素治疗,使激素水平的波动符合生理周期,减少不良反应。②应用抑酸剂预防应激性溃疡,增加优质蛋白的摄入,以减少激素的蛋白分解作用所致的营养不良。③大剂量应用激素者需严格监测生命体征,激素在减量时注意观察患者的意识状态,若意识由清醒转为嗜睡、淡漠甚至昏迷需及时通知医师,同时监测血糖。

六、健康指导

(一)用药指导

指导患者用药方法和注意事项,自觉遵医嘱服用药物,若服用激素类药物,不可擅自减量,需经门诊检查后遵医嘱调整用量。

(二)活动指导

出院后注意休息,在体力允许的情况下逐渐增加活动量,避免劳累,少去公共场所,注意自我保护,防止感冒。视力、视野障碍未恢复时,尽量不外出,如需外出应有家人陪伴。

(三)饮食

进食清淡易消化食物,勿食辛辣食物,戒烟酒;术后有尿崩者,需及时补充水分,以保证出入液量的平衡;口渴时喝水要慢,以延长水分在体内停留的时间;血钠过低的患者,可在水中加少许盐,饮食宜偏咸,以补充丢失的盐分。

(四)复诊

出院后 3 个月到门诊复查。出现以下症状,应立即就诊:①鼻腔流出无色透明液体;②头痛逐渐加重;③视力、视野障碍加重;④精神萎靡不振、食欲缺乏、面色苍白、无力等。

第五节 椎管内肿瘤

椎管内肿瘤也称脊髓肿瘤,包括发生在椎管内的各种组织如神经根、硬脊膜、血管、脊髓及脂肪组织的原发性和继发性肿瘤。其发病率大约是脑肿瘤的 1/10,肿瘤可发生于自颈髓至马尾的任何节段。

一、病理与分类

(一)病理

肿瘤发生初期,神经根先受到牵拉,出现根痛等症状,病变进一步发展可能造成脊髓移位,导致脊髓被压扁、变形、变性坏死。浸润性生长的肿瘤较扩张性生长的肿瘤对脊髓的损害大。

(二)分类

1.根据肿瘤与脊髓、硬脊膜、脊椎的关系

见图 5-3。

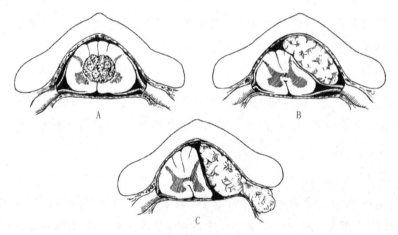

图 5-3 **椎管内肿瘤** 3 **种部位**

A.髓内肿瘤;B.髓外硬脊膜内肿瘤;C.硬脊膜外肿瘤

(1)髓内肿瘤:占椎管内肿瘤的 5%～10%,主要是神经胶质细胞瘤。

(2)髓外硬脊膜内肿瘤:占椎管内肿瘤的 65%～70%,主要是神经纤维瘤、脊膜瘤、皮样囊肿、上皮样囊肿及畸胎瘤。

(3)硬脊膜外肿瘤:转移瘤多见,可导致骨质破坏,常见的有淋巴瘤、肺癌、乳腺癌、前列腺癌转移。

2.根据肿瘤的发生来源

(1)原发性肿瘤:起源于脊髓、脊膜、脊神经及椎管壁组织。

(2)继发性肿瘤:椎管周围组织发生的肿瘤侵入椎管内,如淋巴肉瘤及椎体的肿瘤。

(3)转移性肿瘤:身体其他部位的恶性肿瘤转移至椎管内。

3.根据肿瘤在脊髓的阶段部位

根据肿瘤在脊髓的阶段部位分为高颈髓肿瘤、颈膨大肿瘤、胸段肿瘤、腰膨大肿瘤、圆锥马尾部肿瘤、骶尾部肿瘤。

二、临床表现

(一)疼痛

疼痛为早期症状。疼痛常沿神经根分布区域扩展,在四肢呈线条状,在躯干呈带状分布。疼痛早期为间歇性、单侧性,夜间发作明显,常因咳嗽、打喷嚏、用力大便等静脉压升高时而加重,后期为持续性对称性带状疼痛。疼痛的性质可分为烧灼痛、刺痛、蚁走感、寒冷感、痒感等。

(二)感觉障碍

感觉神经受压时表现为感觉不良和感觉错乱,被破坏后则产生感觉丧失。髓外肿瘤从一侧挤压脊髓移位,构成脊髓半侧损害综合征,表现为肿瘤平面以下同侧瘫痪和深感觉消失,对侧痛温觉缺失。

(三)运动障碍及反射异常

由于肿瘤压迫神经前根或脊髓前角,表现为支配区肌群下运动神经元瘫痪,即肌张力低,腱反射减弱或消失,肌萎缩,尤其以颈膨大及腰膨大病变表现更明显。

(四)自主神经功能障碍

最常见的是膀胱和直肠功能障碍。肿瘤平面以下可能少汗或无汗。T_2以上肿瘤因睫状脊髓中枢受损,可引起同侧霍纳综合征,血管舒缩和立毛反射异常。腰骶段肿瘤可出现膀胱和直肠括约肌功能障碍,尿潴留、尿失禁,便秘及稀粪便无控制流出等。

(五)其他表现

肿瘤出血导致脊髓蛛网膜下腔出血,高颈段或腰骶段以下肿瘤,可阻碍脑脊液循环或腰段蛛网膜下腔对脑脊液的吸收,使颅内压升高。

三、辅助检查

(一)节段性定位

1.颈髓

表现为颈枕部放射性疼痛,强迫头位,颈项强直,四肢痉挛性瘫痪,$C_1 \sim C_4$以下躯体感觉障碍,膈神经受到刺激而引起呃逆、呕吐,膈神经受损则出现呼吸困难、呼吸肌麻痹。颈膨大病变($C_5 \sim T_1$)可出现颈肩痛、手肌萎缩、脊髓半切征等。

2.胸髓

根性症状表现为肋间神经痛,腹背部疼痛,有时伴有带状疱疹,部分患者表现似急腹症。感觉障碍平面位于 T_2 以下,腹股沟以上,双下肢呈痉挛性瘫痪,腱反射亢进,腹壁反射减退或消失。T_{10} 节段病变者可出现脐孔上移征（Beever 征）。

3.腰骶髓

(1)腰上段($L_1 \sim L_2$):髋关节屈曲及股内收动作不能,膝、踝、足趾为痉挛性瘫痪。根痛分布范围为腹股沟、臀外部、会阴或大腿内侧。下肢锥体束征阳性,膝反射亢进,提睾反射消失。

(2)腰下段($L_3 \sim L_5$,$S_1 \sim S_2$):疼痛分布于大腿前外侧或小腿外侧,感觉障碍限于下肢。膝踝关节运动障碍。股二头肌反射和提睾反射正常。膝反射及踝反射消失。大小便失禁或尿潴留。

4.圆锥部($S_3 \sim S_5$)

会阴部及肛门区皮肤呈马鞍状感觉减退或消失,称鞍区感觉障碍。常有膀胱直肠功能障碍,性功能减退或消失。若肿瘤压迫邻近的马尾神经,可出现根性疼痛和下肢某部位的下运动神经元性瘫痪及感觉障碍。

5.马尾

常伴有马尾综合征表现,疼痛为最常见的早期症状。表现为腰骶部疼痛或坐骨神经,膝、踝反射消失,鞍区感觉减退,早期为单侧性,随后表现为双侧。肛门反射消失。可有下肢的下运动神经元瘫痪,括约肌功能障碍出现较晚,足底可有营养性溃疡。

(二)MRI 检查

磁共振成像是一种较理想的检查方法,可三维观察脊髓像,能显示肿瘤组织与正常组织的界限、肿瘤的部位、大小和范围,并直接把肿瘤勾画出来,已成为脊髓肿瘤诊断的首选方法,对区别髓内、髓外肿瘤更有其优越性。

(三)CT 检查

CT 扫描具有敏感的密度分辨力,在横断面上能清晰地显示脊髓、神经根等组织结构,它能清晰地显示出肿瘤软组织影,能确定椎管内肿瘤的节段分布和病变范围。

(四)X线检查

一半患者可见骨质改变,在常规的脊柱正侧位片及斜位片上,常见的征象有椎间孔扩大或破坏、椎管扩大、椎弓根间距增宽、椎体及附件的骨质改变,可见椎体骨质缺损、椎弓根破坏等。

(五)椎管穿刺与脑脊液检查

脑脊液的动力学改变和蛋白含量升高是椎管内肿瘤早期诊断的重要依据,当怀疑为椎管内肿瘤时,应尽早做奎肯试验及脑脊液检查。

(六)脊髓血管造影

可排除脊髓动静脉畸形。

四、治疗要点

有效的治疗椎管内肿瘤的方法是手术治疗。椎管内肿瘤除转移癌、原发病灶不能切除或已有广泛转移以及患者身体处于衰竭状态不能承受手术者,均应尽早进行手术治疗,根据肿瘤的性质辅以放射治疗、化疗。

(一)手术原则

1.髓外硬脊膜内肿瘤

尽早手术以期根治。

2.髓内肿瘤

肿瘤局限与脊髓界限清楚者可行手术切除,否则,部分切除减压。

3.硬脊膜外肿瘤

转移瘤手术效果不佳,良性者可行手术切除。

4.马尾部肿瘤

瘤体小者可手术切除,巨大肿瘤则行包膜内肿瘤分块切除的方法。

5.上颈段肿瘤

术前做好开颅准备,术中注意预防呼吸肌麻痹。

6.哑铃型肿瘤

手术切除根据瘤体大小而定,瘤体较大者,一次性手术切除有困难的应分期进行手术。

(二)放射治疗

恶性肿瘤经手术行肿瘤大部分切除的方法,以减轻脊髓受压和改善脊髓功能,术后辅以放射治疗。

五、护理措施

(一)术前护理

1.安全护理

由于患者肢体对冷、热、痛感觉迟钝或消失,应及时翻身、慎用热水袋(温度以 45～50 ℃为宜),防止发生压疮、烫伤、冻伤;对步态不稳,下肢无力者,要有专人陪伴,以防跌倒、坠床等意外发生。

2.椎管内病变定位

手术前 1 天进行定位标记,确定手术切口。

3.皮肤准备

术前备皮范围:高颈位备枕骨粗隆至双肩水平皮肤;胸腰段备超过病变上下 5 个椎体的皮肤;腰骶段备腰椎以上 5 个椎体至坐骨结节的皮肤。

4.观察

观察肢体活动及感觉平面变化;颈段肿瘤注意呼吸的变化;腰段肿瘤注意大小便情况,尿潴留者给予留置导尿管,防止泌尿系统感染。手术前夜给予开塞露通便。

5.疼痛

脊柱、肢体疼痛时,遵医嘱应用止疼药,卧硬板床,保持头、颈、躯干在同一水平面,指导患者轴线翻身的配合方法。

(二)术后护理

1.体位

术后平卧 2 小时,有利于切口止血;为避免压疮发生,每 2 小时翻身 1 次,采用轴位翻身。颈段椎管内肿瘤的患者,术后予以颈部制动,佩戴颈托,注意保护颈椎,避免颈部扭转、过伸和过屈,术后避免颈神经受损和预防呼吸窘迫。

2.减轻或有效缓解疼痛

评估患者疼痛程度,如疼痛剧烈可遵医嘱给予患者使用镇痛药物或应用镇痛泵,并注意观察药物的不良反应;按时翻身,翻身时注意保护伤口,避免增加伤口张力。

3.观察切口敷料情况

特别是椎管内较大的肿瘤,由于硬脊膜与周围组织有粘连,术后易导致脑脊液渗漏,所以术后要严密观察切口及引流液的颜色和量,仔细观察术后伤口情况,若发现渗血、渗液过多及切口局部触压痛明显,应及时通知医师处理。

4.引流管护理

保持引流管通畅,防止扭曲、牵拉、打折、受压和脱落,搬动患者、变换体位时应由2名以上护士共同完成,操作完毕确认引流管状态良好后方可离去。倾倒引流液时,严格无菌操作。引流管一般留置24~48小时,留置时间过长会延长伤口愈合,增加感染的机会。

5.观察脊髓神经功能

早期发现术后血肿、脊髓水肿。监测患者肢体感觉、运动及括约肌功能,并与术前比较。术后麻醉已清醒患者,如出现背部、四肢疼痛难忍、烦躁、感觉平面上升、运动功能减退或消失,应及时通知医师,并作好记录。

6.饮食护理

由于手术时脊髓牵拉及麻醉的影响,术后患者可能出现恶心、呕吐、腹胀等胃肠道反应,可在术后12~24小时消失;脊髓受压、术后脊髓功能未恢复、自主神经功能紊乱,造成肠蠕动减弱,膀胱直肠功能障碍,而引起严重的腹胀。术后晨起每天给予患者脐周顺时针按摩;指导患者术后排气后即可进半流质饮食,宜少量多餐,进食高蛋白、易消化、纤维素多的食物,避免进食产气过多的食物,少食或不食甜食、豆类食品,必要时可外敷芒硝或行肛管排气。在病情允许的情况下,指导患者床上、床下活动,以促进肠蠕动,尽早恢复胃肠道功能。必要时遵医嘱口服胃动力药或缓泻剂。

7.切口脑脊液漏

由于手术切口感染、愈合不良或由于瘤体与硬膜粘连广泛,手术时切除了部分硬膜,用肌筋膜替代硬膜覆盖缺损处易造成切口脑脊液漏。护理措施:①绝对卧床休息,保持床铺清洁,手术部位铺无菌治疗巾,保持切口敷料清洁干燥,如有渗出及时更换敷料;②术后3~7天出现伤口局部搏动性疼痛、皮肤潮红、肿胀、皮温升高、压痛明显并伴有体温升高,应及时通知医师,检查伤口情况;③减少探视,及时清创缝合漏口;④每天监测脑脊液的漏液量,如果量较小,漏口可逐渐愈合;如果量增大、速度快,表明漏口有扩大趋势,应考虑行腰大池引流。

8.留置导尿护理

对膀胱功能恢复情况进行评估,待膀胱功能恢复应尽早拔除导尿管。留置导尿管期间需注意:每天进行会阴护理2次,保持局部清洁;鼓励患者多饮水,减少感染的机会;尿袋应低于耻骨联合,避免逆行感染;尿管夹闭,定时放尿,训练尿道括约肌的排尿功能;尿管及尿袋定期更换;定期监测尿常规及尿培养,必要时根据监测结果选择溶液进行膀胱冲洗。

9.压疮预防

避免软组织长期受压,使用气垫床,每 2 小时翻身 1 次;根据患者情况进行骨隆突部位保护,保持皮肤清洁;保护床单位平整、干燥;保证营养摄入;坐位时可移动躯干进行减压,以缓解骶骨、尾骨、坐骨的压力。

六、健康指导

(一)饮食指导

多进食高蛋白、高维生素、富含纤维素、易消化的食物,以增强机体抵抗力,避免辛辣食物。

(二)生活指导

1.一般指导

出院 1~2 周尽可能卧床休息,环境良好,空气清新,温度、湿度适宜。

2.颈髓肿瘤

佩戴颈托的患者应嘱其坐位或离床活动时不可取下颈托,佩戴 3 个月以上,以防止颈椎移位造成呼吸中枢受压,颈托应保持清洁,垫衬垫,避免对局部皮肤压迫而引起皮肤损伤。

3.腰骶髓肿瘤

腰围保护 2~3 个月;指导正确站、坐、行、劳动姿势,避免急转身、扭腰、弯腰动作,尽量少向前弯腰,避免长期站立,适当活动腰和膝;6 个月内勿做负重和体力劳动,逐渐行腰背肌锻炼,增加肌肉收缩力量,对脊柱起到一定的稳定和保护作用。

(三)预防压疮

对四肢瘫和截瘫的患者,预防压疮非常必要。指导患者及家属翻身及变换体位的方法,具体方法同上。

(四)二便指导

1.便秘、腹泻

便秘者可口服果导片、福松等药物导泻,必要时使用开塞露,保持大便通畅;大便失禁者,注意保持肛周会阴部皮肤清洁、干燥,可使用保护贴或喷涂赛肤润等进行保护。

2.排尿功能锻炼

留置尿管期间定时夹闭开放尿管,锻炼膀胱收缩功能,使膀胱养成节律性充盈和排空的习惯,促使膀胱反射性收缩,让膀胱功能早日恢复。对压力性与急迫性尿失禁患者锻炼方法有以下 2 种。

(1)盆底肌锻炼:即自然收缩盆底提肛肌,3 次/天,每次至少进行 15 下,每下持续 10 秒以上;耻骨肌锻炼为排尿过程中主动中断排尿,之后并再继续排尿的重复锻炼,有助于尿道括约肌功能的恢复。

(2)膀胱功能锻炼:为膀胱过度活动患者的首选方法。即按规定时间排尿,并逐渐延长排尿的时间间隔,以逐步增加膀胱容量,用意识控制膀胱的感觉刺激,重建大脑皮质对膀胱功能的控制,最终恢复正常的排尿方式,将排尿次数降低在至少每 3 小时 1 次。

3.功能锻炼

(1)指导患者肢体功能位摆放的方法。

(2)教会患者及家属翻身、坐起、移动和轮椅转换的方法。

(3)被动运动:尽量用健侧肢体带动患肢做被动运动。

(4)主动运动:患肢主动运动,进行肌力训练,防止萎缩。

(5)理疗:瘫痪肢体理疗可改善血液循环,促进功能恢复,延缓和防止肌肉萎缩。

(五)定期复查

术后 3～6 个月门诊复查,出现原有症状或原有症状加重,或局部伤口异常者及时就诊。

第六章

肛肠外科护理

第一节 痔

痔是肛垫的病理性肥大、移位及肛周皮下血管丛血流淤滞形成的团块。痔是一种常见病、多发病,其发病率占肛门直肠疾病的首位,约为 80.6%。随着年龄的增长,发病率逐渐增高。任何年龄皆可发病,但以 20～40 岁为最多。主要表现为便血、肿物脱出及肛缘皮肤突起三大症状。

一、病因与发病机制

痔的确切病因尚不完全明了,可能与以下学说有关。

(一)肛垫下移学说

1975 年 Thomson 提出肛垫病理性肥大和下移是内痔的原因,亦是目前临床上最为接受的痔的原因学说。肛垫具有协助肛管闭合、节制排便的作用。若肛垫发生松弛,导致肛垫病理性肥大、移位,从而形成痔。

(二)静脉曲张学说

早在 18 世纪 Huter 在解剖时以发现痔内静脉呈连续扩张为依据,认为痔静脉扩张是内痔发生的原因。但现代解剖已证实痔静脉丛的扩张属生理性扩张,内痔的好发部位与动脉的分支类型无直接联系。

(三)血管增生学说

血管增生学说认为痔的发生是由黏膜下层类似勃起的组织化生而成。

(四)慢性感染学说

直肠肛管区的感染易引起静脉炎,使周围的静脉壁和周围组织纤维化、失去弹性、扩张而形成痔。

此外,长期饮酒、嗜食刺激性食物、肛周感染、长期便秘、慢性腹泻、妊娠分娩及低纤维素食物等因素都可诱发痔的发生。

二、临床表现

临床上,痔分为内痔、外痔、混合痔及环形痔 4 种。

(一)内痔

临床上最多见,占 64.1%。主要临床表现是无痛性便血和肿物脱出。常见于右前、右后和左侧。根据内痔的脱出程度,将内痔分为 4 期。Ⅰ期:便时带血、滴血或喷射状出血,色鲜红,便后自行停止,无肛内肿物脱出。Ⅱ期:常有便血,色鲜红,排便时伴有肿物脱出肛外,便后可自行还纳。Ⅲ期:偶有便血,便后或久站、久行、咳嗽、劳动用力、负重远行增加腹压时肛内肿物脱出,不能自行还纳,需休息或手法还纳。Ⅳ期:痔体增大,肛内肿物脱出肛门外,不能还纳,或还纳后又脱出。

1.便血

无痛性、间歇性便后出鲜血,是内痔及混合痔早期的常见症状。便血较轻时表现为大便表面附血或手纸上带血,继而滴血,严重时则可出现喷射状出血。长期出血可导致患者发生缺铁性贫血。

2.肿物脱出

肿物脱出常是晚期症状。轻者可自行回纳,重者需手法复位,严重时,因不能还纳,常可发生嵌顿、绞窄。

3.肛门疼痛

单纯性内痔无疼痛,当合并有外痔血栓形成内痔、感染或嵌顿时,可出现肛门剧烈疼痛。

4.肛门瘙痒

痔块外脱时常有黏液或分泌物流出,可刺激肛周皮肤引起肛门瘙痒。

(二)外痔

平时无感觉,仅见肛缘皮肤突起或肛门异物感。当排便用力过猛时,肛周皮下静脉破裂形成血栓或感染,出现剧烈疼痛。

(三)混合痔

内痔和外痔的症状同时存在。

三、辅助检查

(一)直肠指诊

内痔早期无阳性体征,晚期可触到柔软的痔块。其意义在于排除肛管直肠肿瘤性疾病。

(二)肛门镜检查

肛门镜检查是确诊内痔的首选检查方法。不仅可见到痔的情况,还可观察到直肠黏膜有无充血、水肿、溃疡、肿块等,以及排除其他直肠疾病。

(三)直肠镜检查

图文并茂,定位准确,防止医疗纠纷,可准确诊断痔、直肠肿瘤等肛肠疾病。

(四)肠镜检查

对于年龄超过 45 岁便血者,应建议行电子结肠镜检查,排除结直肠肿瘤及炎症性肠病等。

四、治疗要点

痔的治疗遵循 3 个原则:①无症状的痔无需治疗,仅在合并出血、痔块脱出、血栓形成和嵌顿时才需治疗;②有症状的痔重在减轻或消除其主要症状,无需根治;③首选保守治疗,失败或不宜保守治疗时才考虑手术治疗。

(一)非手术治疗

1.一般治疗

适用于痔初期及无症状静止期的痔。

(1)调整饮食:多饮水,多吃蔬菜、水果,如韭菜、菠菜、地瓜、香蕉、苹果等,忌食辣椒、芥末等辛辣刺激性食物。多进食纤维素丰富的食物,改变不良的排便习惯。

(2)热水坐浴:改善局部血液循环,有利于消炎及减轻瘙痒症状。便后热水坐浴擦干、便纸宜柔软清洁、肛门要保温、坐垫要柔软。

(3)保持大便通畅:通过食物来调整排便,养成定时排便,每 1～2 天排出 1 次软便,防止便秘或腹泻。

(4)调整生活方式,改变不良的排便习惯,保持排便通畅,禁烟酒。

2.药物治疗

药物治疗是内痔首选的治疗方法,能润滑肛管,促进炎症吸收,减轻疼痛,解除或减轻症状。局部用痔疾洗液或硝矾洗剂(张有生方)熏洗坐浴,可改善局部血液循环,有消肿、止痛作用;肛内注入痔疮栓剂(膏)或奥布卡因凝胶,有止血、止痛和收敛作用。

3.注射疗法

较常用,适用于Ⅰ期、Ⅱ期内痔。年老体弱、严重高血压等内痔患者均可适用。常用的硬化剂有聚桂醇注射液、芍倍注射液、消痔灵注射液等。

4.扩肛疗法

适用于内痔、嵌顿或绞窄性内痔剧痛者。

5.胶圈套扎疗法

适用于单发或多发Ⅰ～Ⅲ期内痔的治疗。

6.物理治疗

物理治疗包括HCPT微创技术、激光治疗及铜离子电化学疗法等。

(二)手术治疗

当非手术治疗效果不满意,痔出血、脱出严重时,则有必要采用手术治疗。常用的方法主要有以下6种。

1.内痔结扎术

常用于Ⅱ～Ⅲ期内痔。

2.血栓外痔剥离术

适用于血栓较大且与周围粘连者或多个血栓者。

3.外剥内扎术

目前临床上最常用的术式,是在Milligan-Morgan外切内扎术和中医内痔结扎术基础上发展演变而成,简称外剥内扎术。适用于混合痔和环状痔。

4.分段结扎术

适用于环形内痔、环形外痔、环形混合痔。

5.吻合器痔上黏膜环切术

该方法微创、无痛,是目前国内外首选的治疗方法(图6-1)。主要适用于Ⅱ～Ⅳ期环形内痔、多发混合痔、以内痔为主的环状混合痔,也适用于直肠前突和直肠内脱垂。由于此手术保留了肛垫,不损伤肛门括约肌,故与传统手术相比具有术后疼痛轻、住院时间短、恢复快、无肛门狭窄及大便失禁、肛门外形美观等优点,临床效果显著。

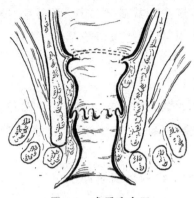

图 6-1　术后吻合口

6.选择性痔上黏膜切除术

选择性痔上黏膜切除术是一种利用开环式微创痔吻合器进行治疗的手术方式。适用于Ⅱ～Ⅳ期内痔、混合痔、环状痔、严重脱垂痔、直肠前突、直肠黏膜脱垂等。可准确定位目标组织,做到针对性切除,并保护非痔脱垂区黏膜组织,该术式更加符合肛管形态和生理,有效预防术后大出血、肛门狭窄等并发症,值得临床推广应用。

五、护理评估

(一)术前评估

1.健康史

(1)了解患者有无长期饮酒的习惯,有无喜食刺激性食物或低纤维素饮食的习惯。

(2)有无长期便秘、腹泻史,有无长期站立、坐位或腹压增高等因素,或有无痔疮药物治疗、手术史,有无糖尿病、血液疾病史。

(3)了解患者有无肛隐窝炎、肛周感染、营养不良等情况。

(4)家族中有无家族性息肉,有无大肠癌或其他肿瘤患者。

(5)既往是否有溃疡性结肠炎、克罗恩病、腺瘤病、手术治疗史及用药情况。

2.身体状况

(1)注意观察患者的生命体征、神志、尿量、皮肤弹性等。

(2)排便时有无疼痛及排便困难,大便是否带鲜血或便后滴血、喷血,有无黏液、脓血以及便血量、发作次数等。

(3)注意患者的营养状况,有无消瘦、头晕、眼花、乏力等贫血的体征。

(4)肛门有无肿块脱出,能否自行回纳或用手推回,有无肿块嵌顿史。

(5)直肠指诊肛门有无疼痛、指套退出有无血迹、直肠内有无肿块等。

3.心理-社会状况

(1)疾病认知：了解患者及家属对疾病相关知识的认知程度,评估患者及家属对所患疾病及治疗方法的认识,对手术的接受程度,对痔传统手术或微创手术知识及手术前配合知识的了解和掌握程度。

(2)心理承受程度：患者和家属对接受手术及手术可能导致的并发症带来的自我形象改变和生理功能紊乱的恐惧、焦虑程度和心理承受能力。

(3)经济情况：家庭对患者手术及并发症进一步治疗的经济承受能力。

(二)术后评估

1.手术情况

了解麻醉方式、手术方式,手术过程是否顺利,术中有无出血、出血部位、出血量,有无输血及输血量多少。

2.病情评估

观察患者神志和生命体征变化,生命体征是否平稳,切口敷料是否渗血,出血量多少,引流是否通畅,引流液的颜色、性质和引流量,切口愈合情况,大便是否通畅,有无便秘或腹泻等情况。

3.切口情况

切口渗出、愈合情况,有无肛缘水肿、切口感染,引流是否通畅,有无假性愈合情况。定期进行血常规、血生化等监测,及时发现出血、切口感染、吻合口出血、吻合口瘘等并发症。

4.手术患者的肛门直肠功能

有无肛门狭窄、肛门失禁,包括排便次数、控便能力等。

5.心理-社会状况

患者对手术后康复知识的了解程度。评估患者有无焦虑、失眠、家庭支持系统等。

六、护理诊断

(一)恐惧

与出血量大或反复出血有关。

(二)便秘

与不良饮食、排便习惯及惧怕排便有关。

(三)有受伤的危险

出血与血小板减少、凝血因子缺乏、血管壁异常有关。

(四)潜在并发症

尿潴留、肛门狭窄、排便失禁等。

七、护理措施

(一)非手术治疗护理/术前护理

1.调整饮食

嘱患者多饮水,多进食新鲜蔬菜、水果,多食粗粮,少食辛辣刺激性食物,忌烟酒。养成良好的生活习惯。适当增加运动量,促进肠蠕动,切忌久站、久坐、久蹲。

2.热水坐浴

便后及时清洗,保持局部清洁舒适。必要时用 1∶5 000 高锰酸钾溶液或复方荆芥熏洗剂熏洗坐浴,控制温度在 43～46 ℃,每天 2 次,每次 20～30 分钟,可有效改善局部血液循环,减轻出血、疼痛症状。

3.痔块还纳

痔块脱出时应及时还纳,嵌顿性痔应尽早行手法复位,防止水肿、坏死;不能复位并有水肿及感染者用复方荆芥熏洗剂坐浴,局部涂痔疮膏,用手法再将其还纳,嘱其卧床休息。注意动作轻柔,避免损伤。

4.纠正贫血

缓解患者的紧张情绪,指导患者进少渣食物,术前排空大便,必要时灌肠,做好会阴部备皮及药敏试验,贫血患者应及时纠正贫血。贫血体弱者,协助完成术前检查,防止排便或坐浴时晕倒受伤。

5.肠道准备

术前 1 天给予全流质饮食,手术当天禁食,术前晚上口服舒泰清 4 盒,饮水2 500 mL或术晨 2 小数甘油灌肠剂 110 mL 灌肠,以清洁肠道。

(二)术后护理

1.饮食护理

术后当天应禁食或给无渣流质,次日半流质,以后逐渐恢复普食。术后 6 小时内尽量卧床休息,减少活动。6 小时后可适当下床活动,如厕排尿、散步等,逐渐延长活动时间,并指导患者进行轻体力活动。

2.疼痛护理

因肛周末梢神经丰富,痛觉十分敏感,或因括约肌痉挛、排便时粪便对创面的刺激、敷料堵塞过多导致大多数肛肠术后患者创面剧烈疼痛。疼痛轻微者可不予以处理,但疼痛剧烈者应给予处理。指导患者采取各种有效止痛措施,如分散注意力、听音乐等,必要时遵医嘱给予止痛药物治疗。

3.局部坐浴

术后每次排便或换药前均用 1∶5 000 高锰酸钾溶液或痔疾洗液熏洗坐浴,控制温度在 43~46 ℃,每天 2 次,每次 20~30 分钟,坐浴后用凡士林油纱覆盖,再用纱垫盖好并固定。

4.保持大便通畅

术后早期患者有肛门下坠感或便意,告知其是因敷料压迫刺激所致,术后3 天内尽量避免解大便,促进切口愈合,可于术后 48 小时内口服阿片酊以减少肠蠕动,控制排便。术后第 2 天应多吃新鲜蔬菜和水果,保持大便通畅。如有便秘,可口服液体石蜡或麻仁软胶囊等润肠通便药物,宜用缓泻剂,忌用峻下剂或灌肠。避免久站、久坐、久蹲。

5.避免剧烈活动

术后 7~15 天应避免剧烈活动,防止大便干燥,以防痔核或吻合钉脱落而造成继发性大出血。

6.并发症的观察与护理

(1)尿潴留:因手术、麻醉刺激、疼痛等原因造成术后尿潴留。若术后 8 小时仍未排尿且感下腹胀痛、隆起时,可行诱导、热敷或针刺帮助排尿。对膀胱平滑肌收缩无力者,肌内注射新斯的明 1 mg(1 支),增强膀胱平滑肌收缩,促排尿。必要时导尿。

(2)创面出血:术后 7~15 天为痔核脱落期,因结扎痔核脱落、吻合钉脱落、切口感染、用力排便等导致创面出血。如患者出现恶心、呕吐、头昏、眼花、心慌、出冷汗、面色苍白等并伴肛门坠胀感和急迫排便感进行性加重,敷料渗血较多,应及时通知医师行相应消除处理。

(3)切口感染:直肠肛管部位由于易受粪便、尿液等的污染,术后易发生切口感染。应注意术前改善全身营养状况;术后 2 天内控制好排便;保持肛门周围皮肤清洁,便后用 1∶5 000 高锰酸钾液坐浴;切口定时换药,充分引流。

(4)肛门狭窄:术后观察患者有无排便困难及大便变细,以排除肛门狭窄。术后 15 天左右应行直肠指诊如有肛门狭窄,定期扩肛。

八、护理评价

(1)患者便血、脱出明显减轻或消失。

(2)患者及家属知晓所患疾病名称、手术术式、优缺点及相关知识,能复述并遵从护士指导。

(3)患者能正确面对手术,积极参与手术的自我护理并了解手术并发症的预防和处理,如大出血、切口感染、肛门狭窄等。未发生并发症或并发症被及时发现和处理。

(4)患者排便正常、顺畅,无腹泻、便秘或排便困难。肛周皮肤完整清洁无损。

九、健康教育

(1)指导患者合理搭配饮食,多饮水,多食富含纤维素的食物,少食辛辣等刺激性食物,忌烟酒。

(2)指导患者养成良好的排便习惯,保持排便通畅,避免久站、久蹲、久坐。

(3)便秘时,应增加粗纤维食物,必要时口服适量蜂蜜或润肠通便药物。

(4)出院后近期可坚持熏洗坐浴,保持会阴部卫生清洁,有利于创面愈合。

(5)术后适当活动,切勿剧烈活动。若出现创面出血,随时与医师联系,及早处理。

(6)术后早期做提肛运动,每天 2 次,每次 30 分钟,促进局部血液循环。一旦出现排便困难或便条变细情况时,应及时就诊,定期进行肛门扩张。

第二节 肛 裂

肛裂是指齿状线以下肛管皮肤全层破裂形成的慢性溃疡,主要表现为便后肛门疼痛、便血、便秘三大症状。其发病率仅次于痔,位居第 2 位,可发生于任何年龄,但多见于青壮年。具有"四最"特点:病变最小、痛苦最大、诊断最易、治法最多。

一、病因与发病机制

(一)解剖因素

肛门外括约肌浅部在肛门后方形成肛尾韧带,较硬,伸缩性差,并且皮肤较固定,肛直角在此部位成90°,且肛门后方承受压力较大,故后正中处易受损伤。

(二)外伤因素

大便干硬,排便时用力过猛,可损伤肛管皮肤,反复损伤使裂伤深及全层皮肤,形成溃疡。肛门镜等内镜检查或直肠指诊方法不当,也容易造成肛管后正中的皮肤损伤,形成肛裂。

(三)感染因素

齿状线附近的慢性炎症,如发生在肛管后正中处的肛窦炎,可向下蔓延而致肛管皮下脓肿,脓肿破溃后形成溃疡,加之肛门后正中的血供较其他部位差,肛管直肠的慢性炎症易引起内括约肌痉挛,又加重了缺血,致使溃疡不易愈合。

肛裂与肛管纵轴平行,其溃疡多<1 cm。一般将肛管裂口、前哨痔和肛乳头肥大称为肛裂"三联征"(图6-2)。按病程分为急性(早期)肛裂和慢性(陈旧性)肛裂2种。急性(早期)肛裂:可见裂口边缘整齐,底浅,呈红色并有弹性,无瘢痕形成;慢性(陈旧性)肛裂:因反复发作,底深,边缘不整齐、增厚纤维化,肉芽灰白,伴有肛乳头肥大、前哨痔及皮下瘘形成。

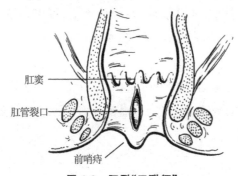

图6-2 肛裂"三联征"

二、临床表现

肛裂患者的典型临床表现是疼痛、便血和便秘。

(一)疼痛

肛裂可因排便引起肛门周期性疼痛,这是肛裂的主要症状。排便时,粪块刺激溃疡面的神经末梢,立刻感到肛门灼痛或剧痛,便后数分钟疼痛缓解,此期称为疼痛间歇期。

(二)便血

排便时常在粪便表面或便纸上有少量新鲜血迹或滴鲜血。出血的多少与裂口的大小、深浅有关,但很少发生大出血。

(三)便秘

因肛门疼痛不愿排便,久而久之引起便秘,粪便变得更为干硬,排便时会使肛裂进一步加重,形成恶性循环。这种恐惧排便现象可导致大便嵌塞。

三、辅助检查

(1)用手牵开肛周皮肤进行视诊,可看见裂口或溃疡,此时,应避免强行直肠指诊或肛门镜检查。

(2)若发现侧位的慢性溃疡,应想到是否有结核、癌、克罗恩病及溃疡性结肠炎等罕见病变,必要时行活组织病理检查。

四、治疗要点

(一)非手术治疗

1.调整饮食

对于急性新鲜肛裂,通过调整饮食、软化大便,可以缓解肛裂症状,促使裂口愈合。多进食富含纤维素的食物如蔬菜、水果等,增加每天饮水量,纠正便秘。

2.局部坐浴

用温热盐水或中药坐浴,温度 43～46 ℃,每天 2～3 次,每次 20～30 分钟。温水坐浴可松弛肛门括约肌,改善局部血液循环,促进炎症吸收,减轻疼痛,并清洁局部,以利于创口愈合。

3.口服药物

口服缓泻剂如福松或液状蜡油,使大便松软、润滑,以利于排便。

4.外用药物

通过局部用药物如太宁栓可缓解内括约肌痉挛以达到手术效果。新近用于临床的奥布卡因凝胶可有效缓解肛管括约肌痉挛性疼痛,改善局部血液循环,促进肛裂愈合,疼痛剧烈者可以选用。必要时局部应用长效麻药封闭治疗,可有效缓解疼痛,部分病例可以使溃疡愈合。

5.扩肛疗法

扩肛疗法适用于急性或慢性肛裂不伴有肛乳头肥大及前哨痔者。优点是操作简便,不需要特殊器械,疗效迅速。

(二)手术治疗

对经久不愈,非手术治疗无效的慢性肛裂可采用以下手术方法治疗。目前国内常用的术式有:①肛裂切除术;②肛裂切除术加括约肌切断术;③V-Y肛门成形术;④肛裂切除纵切横缝术等。实践证明,肛裂切除术加括约肌切断术的效果较好,可作为首选术式。

五、护理评估

(一)术前评估

1.健康史

了解患者疼痛部位是否与病灶位置及疾病性质有关。注意询问患者疼痛的部位、持续的时间、急缓、性质及病程长短,有无明确的原因或诱因;了解患者有无长期便秘史,便秘发生的时间、病程长短、有无便意感,起病原因或诱因;排便的次数和量;有无便血、肛门疼痛、腹痛、腹胀、嗳气、食欲缺乏、肛门坠胀、排便不尽、反复排便等伴随症状,甚至有无用手挖便的情况;有无用药史,效果如何。有无焦虑、烦躁、失眠、抑郁,乃至性格改变等精神症状。评估患者有无肛窦炎、直肠炎等诱发肛管溃疡的因素。

2.身体评估

(1)便秘的原因有很多,有功能性便秘和器质性便秘2种,应加以区分。

(2)有无便后肛周出现烧灼样或刀割样剧烈疼痛,缓解后又再次出现剧痛,持续30分钟至数小时不等。

(3)有无因惧怕肛周疼痛而不敢排便。有无便后滴新鲜血,或便中带新鲜血。

(4)肛裂便秘,多伴便后手纸染血、肛门剧痛,呈周期性。

(5)了解肛门局部检查结果,有无发现裂口、肛乳头肥大、哨兵痔、肛窦炎、皮下瘘、肛门梳硬结。

3.心理-社会状况

评估患者及家属对肛裂相关知识的了解程度及心理承受能力,以及对治疗、护理等的配合程度。

(二)术后评估

1.手术情况

了解患者术中采取的麻醉方式、手术方式,手术过程是否顺利,术中有无出血及其量多少。

2.康复状况

观察患者生命体征是否平稳,手术切口愈合情况,有无发生出血、肛门狭窄、排便失禁等并发症。

3.心理-社会状况

评估患者有无焦虑、失眠,家庭支持系统等。了解患者及其家属对术后康复知识的掌握程度;是否担心并发症及预后等。

六、护理诊断

(一)排便障碍

与患者惧怕疼痛不愿排便有关。

(二)急性疼痛

与粪便刺激及肛管括约肌痉挛、手术创伤有关。

(三)潜在并发症

增加了结直肠肿瘤发生的风险。

七、护理措施

(一)非手术治疗护理/术前护理

1.心理支持

向患者详细讲解有关肛裂知识,鼓励患者克服因害怕疼痛而不敢排便的情绪,配合治疗。

2.调理饮食

增加膳食中新鲜蔬菜、水果及粗纤维食物的摄入,少食或忌食辛辣和刺激性食物,多饮水,以促进胃肠蠕动,防止便秘。

3.热水坐浴

每次排便后应热水坐浴,清洁溃疡面或创面,减少污染,促进创面愈合,水温43～46 ℃,每天 2～3 次,每次 20～30 分钟。

4.肠道准备

术前 3 天少渣饮食,术前 1 天流质饮食,术前晚上灌肠,尽量避免术后 3 天内排便,有利于切口愈合。

5.疼痛护理

遵医嘱适当应用止痛剂,如肌内注射吗啡、消炎栓纳肛等。

(二)术后护理

1.术后观察

有无渗血、出血、血肿、感染和尿潴留并发症发生,如有急事报告医师,并协助处理。

2.保持大便通畅

鼓励患者多饮水,多进食新鲜蔬菜、水果及粗纤维食物,指导患者养成每天定时排便的习惯,进行适当的户外锻炼,防止便秘。便秘者可服用缓泻剂或液体石蜡等,也可选用蜂蜜、番泻叶等泡茶饮用,以润滑、松软大便利于排便。

3.局部坐浴

术后每次排便或换药前均用 1:5 000 高锰酸钾溶液或痔疾洗液熏洗坐浴,控制温度在 43~46 ℃,每天 2 次,每次 20~30 分钟,坐浴后用凡士林油纱覆盖,再用纱垫盖好并固定。

4.术后常见并发症的预防和护理

(1)切口出血:多发生于术后 7~12 天,常见原因多为术后大便干结、用力排便、换药粗暴等导致创面裂开、出血。预防措施包括:保持大便通畅,防止便秘;避免腹内压增高的因素如剧烈咳嗽、用力排便等;切忌换药动作粗暴,轻轻擦拭。密切观察创面的变化,一旦出现创面大量渗血,紧急压迫止血,并报告医师,及时处理。

(2)肛门狭窄:大便变细或肛门狭窄者,遵医嘱可于术后 10~15 天行扩肛治疗。

(3)排便失禁:多由术中不慎损伤肛门括约肌所致。询问患者排便前有无便意,每天的排便次数、量及性状。若为肛门括约肌松弛,可于术后 3 天开始指导患者进行提肛运动,每天 2 次,每次 30 分钟;若发现患者会阴部皮肤常有黏液及粪便污染,或无法随意控制排便时,立即报告医师,及时处理。

八、护理评价

(1)患者术后焦虑情绪得到缓解,心态平和,积极配合治疗。

(2)术后患者疼痛、便血得到缓解,自诉伤口疼痛可耐受,疼痛评分 2~3 分。

(3)未发生肛门狭窄、肛门失禁等并发症,或得到及时发现和处理。

九、健康教育

(1)指导患者养成定时排便的习惯,避免排便时间延长。保持排便通畅,鼓励患者有便意时,尽量排便,纠正便秘。

(2)多饮水,多吃富含纤维素的食物,禁止饮酒及食辛辣等刺激性食物。

(3)出现便秘时,应增加粗纤维食物的摄入,必要时口服适量蜂蜜或润肠通便药物。

(4)出院时创面尚未完全愈合者,便后温水坐浴,保持创面清洁,促进创面早期愈合。

(5)大便变细或肛门狭窄者,遵医嘱可于术后 10～15 天行扩肛治疗。

(6)肛门括约肌松弛者,手术 3 天后做肛门收缩舒张运动,大便失禁者需 2 次手术。

第三节 肛 周 脓 肿

肛周脓肿是肛门直肠周围脓肿的简称,是由细菌感染所致的软组织急性化脓性疾病,属肛肠外科最常见的急症。任何年龄均可发病,多见于 20～40 岁的青壮年,男性多于女性。临床上多数起病急骤,疼痛剧烈,伴有恶寒发热,脓肿破溃或切开引流后易形成肛瘘。

一、病因与发病机制

绝大多数是由肛腺感染所致,常见的致病菌有大肠埃希菌、金黄色葡萄球菌等,其次是肛周皮肤感染、损伤、异物、药物注射和手术后并发感染引起,极少部分可继发于糖尿病、白血病、克罗恩病、溃疡性结肠炎等。

肛瘘性脓肿可分 4 个阶段:①肛窦炎阶段;②肛管直肠周围间隙脓肿阶段;③脓肿破溃阶段;④肛瘘形成阶段。按脓肿部位以肛提肌为界分为低位脓肿和高位脓肿 2 类(图 6-3)。

(一)低位脓肿

包括:①肛周皮下脓肿;②坐骨直肠间隙脓肿;③肛管后间隙脓肿;④低位肌间脓肿;⑤低位蹄铁形脓肿。

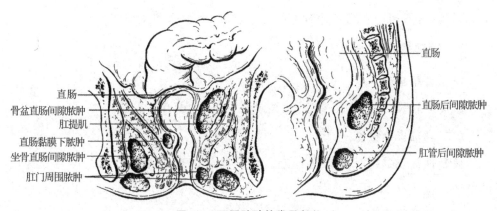

图 6-3　肛周脓肿的常见部位

(二)高位脓肿

包括：①骨盆直肠间隙脓肿；②直肠黏膜下脓肿；③直肠后间隙脓肿；④高位肌间脓肿；⑤高位蹄铁形脓肿。

二、临床表现

主要症状为肛门周围持续性疼痛，活动时加重。因脓肿的部位不同，临床表现也不尽一致。

(一)肛门周围皮下脓肿

最常见，约占 80%。部位局限、浅在，局部疼痛明显，而全身症状不明显。病变部位明显肿胀，有压痛，可触及明显波动感。

(二)坐骨直肠间隙脓肿

较常见。此处间隙较大，形成的脓肿范围亦较大，容量为 60～90 mL。疼痛较剧烈，常可有直肠刺激症状，并伴有明显的全身症状，如发热、头痛、乏力、寒战等。早期体征不明显，随着炎症的加重，脓肿增大时局部大片红肿，明显触痛，排便时剧烈疼痛，有时影响排尿。穿刺时抽出脓液，处理不及时可导致肛瘘。

(三)骨盆直肠间隙脓肿

少见。早期就有全身中毒症状，如高热、寒战、疲倦不适等，严重时出现脓毒血症表现。常伴有排便不畅、排尿困难，但局部表现不明显。位置较深，临床上常常易被误诊。

(四)直肠后间隙脓肿

以全身症状为主，有寒战、发热、疲倦不适等中毒表现，直肠内有明显重坠感,骶尾部有酸痛。直肠指诊时直肠后壁饱满,有触痛和波动感。

三、辅助检查

(一)直肠指诊

肛周可触及一肿块,压痛(+),波动感(+),皮温升高。

(二)局部穿刺抽脓

诊断性穿刺抽得脓液即可诊断。可同时将抽出的脓液做细菌培养及药敏试验。

(三)血常规检查

白细胞计数及中性粒细胞比例增高。

(四)其他

少数深部脓肿需要依靠直肠腔内超声明确诊断,必要时需做盆腔 CT 和 MRI 检查协助诊断。

四、护理评估

(一)术前评估

1.健康史

了解患者的一般情况,发病前有无饮食不当、大量饮酒、过度劳累等诱因;了解患者是否存在易引发肛腺感染的因素,如有无长期便秘、腹泻史,或有无外伤、肛裂、痔疮药物治疗史;有无糖尿病、恶性肿瘤史。

2.身体状况

(1)评估患者肛周局部有无红肿、硬结、肿块,皮肤破溃后有无脓液排出的情况。

(2)有无恶寒、高热、乏力、食欲缺乏、恶心等全身症状,有无出现排尿困难或里急后重。

(3)有无持续高热、恶心、头痛等,有无会阴和直肠坠胀感,排便不尽感,有无二便困难。

(4)是否伴有精神紧张、情绪焦虑等精神症状,排除肛门直肠神经症。

(5)评估患者生命体征变化,有无面色苍白、出冷汗、脉搏细速、血压不稳等休克的早期征象;有无体温升高、脉搏增快等全身中毒症状。

(6)直肠指诊肛周肿胀部位有无压痛、波动感、皮温高,指套退出有无血迹、直肠内有无肿块等。

(7)了解辅助检查情况:红细胞计数、白细胞计数、血红蛋白和血细胞比容等数值的变化;其他辅助检查,如 X 线、B 超、CT、MRI 等影像学检查的结果。

(8)了解患者既往有无结核病、糖尿病、高血压等病史;有无酗酒、吸烟和吸毒史;有无腹部手术史及药物过敏史等。

3.心理-社会状况

了解患者及家属对肛周脓肿相关知识的认知程度及心理承受能力。了解有无过度焦虑、恐惧等影响康复的心理反应;了解能否接受制订的治疗护理方案,对治疗是否充满信心等,以及对治疗和护理的期望程度。

(二)术后评估

1.手术情况

了解患者术中采取的麻醉方法、手术方式、病变部位及深浅程度,手术过程是否顺利,术中有无脓液及其数量多少。

2.康复状况

观察患者生命体征是否平稳,手术切口愈合情况,有无发生出血、切口感染、假性愈合等并发症,注意保持伤口引流通畅,防止假性闭合。注意观察挂线橡皮筋松紧度,术后 15 天定期紧线,使其脱落。评估患者有无发生肛瘘、肛门失禁等并发症。

3.心理-社会状况

评估患者有无焦虑、失眠、家庭支持系统等。了解患者及其家属对术后康复知识的掌握程度;是否担心并发症及预后等。

五、治疗要点

早期炎症浸润尚未形成脓肿时,可口服或注射广谱抗生素,防止炎症扩散,但有的抗生素不仅不能控制炎症反而会使脓肿向深部蔓延并易导致感染加重。无论何种类型和何种部位的肛周脓肿,一旦确诊,尽早手术。脓肿若治疗不及时或方法不恰当,易自行破溃或切开引流后形成肛瘘。

常用手术方式有以下 3 种。

(一)切开引流术

适用于坐骨直肠间隙脓肿、骨盆直肠间隙脓肿、蹄铁形脓肿及高位脓肿、无切开挂线条件者,也是各种术式的基础。

(二)切开挂线术

适用于坐骨直肠间隙脓肿、骨盆直肠间隙脓肿、直肠后间隙脓肿、前位脓肿、高位蹄铁形脓肿及婴幼儿脓肿。于脓肿波动明显处先做切开引流,然后,一手示指伸入肛内做引导,另一手持探针从切口插入脓腔,沿脓腔最高处探查内口。将橡皮筋引入内口,再从切口牵出肛外。切开自切口至内口之间的皮肤。内外两端合拢,轻轻拉紧并以丝线结扎(图 6-4)。

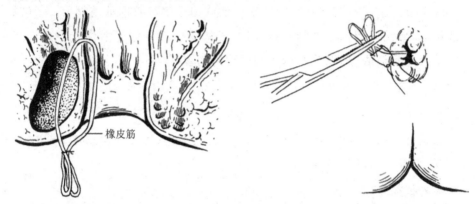

图 6-4　切开挂线术

(三)内口切开术

适用于低位肛瘘性脓肿。

六、护理诊断

(一)急性疼痛

与肛周炎症及手术有关。

(二)便秘

与疼痛恐惧排便有关。

(三)体温升高

与直肠肛管周围感染和全身感染有关。

(四)皮肤完整性受损

与肛周脓肿破出皮肤、皮肤瘙痒、手术治疗等有关。

(五)潜在并发症

肛瘘和肛门狭窄。

七、护理措施

(一)非手术治疗护理/术前护理

(1)保持大便通畅:告知患者多饮水,多进食含纤维素丰富的蔬菜、水果和蜂蜜等,忌食辛辣刺激性食物,避免饮酒。也可遵医嘱给予麻仁丸或液体石蜡口服。

(2)应用抗生素:根据医嘱全身应用抗生素,有条件时穿刺抽取脓液,并根据药敏试验结果合理选择抗生素,控制感染。

(3)热水坐浴:局部用 1∶5 000 高锰酸钾溶液 3 000 mL 或痔疾洗液熏洗坐浴,控制温度在 43～46 ℃,每天 2 次,每次 20 分钟,可有效改善局部血液循环,减轻出血、疼痛症状。养成定时排便习惯,便后清洗或坐浴。

(4)急性炎症期应卧床休息,协助患者采取舒适体位,避免局部受压加重疼痛。

(5)高热患者给予物理降温或遵医嘱药物降温,嘱患者增加饮水。

(二)术后护理

(1)饮食护理:术后 6 小时进流质饮食,术后第 1 天给半流质饮食,以清淡、易消化食物为主,保持排便通畅。

(2)有脓液形成时,及时切开引流。早期分泌物较多,应定时观察敷料有无渗出,一旦渗出应及时更换敷料,可每天更换 2 次,防止切口感染。

(3)对脓肿切开引流者,应密切观察引流液的颜色、量、性状,并记录。定时冲洗脓腔,保持引流通畅。

(4)脓肿切开挂线术的护理。①皮肤护理:保持肛门皮肤清洁,嘱患者局部皮肤瘙痒时不可搔抓,避免皮肤损伤感染;②挂线橡皮筋护理:嘱患者术后 7～15 天至门诊收紧橡皮筋,直到橡皮筋脱落。脱落后局部创面可外敷中药生肌散,以促进创面愈合。

(5)热水坐浴:便后局部创面用 1∶5 000 高锰酸钾溶液 3 000 mL 或痔疾洗液熏洗坐浴,每天 2 次。既可缓解局部疼痛、清洁肛门周围皮肤,又有利于局部炎症的消散、吸收,促进创面愈合。

(6)后期创面表浅可定时坐浴使其自然愈合。排便后应先坐浴再换药。创面愈合应由内向外,避免皮肤假性愈合形成肛瘘。

(7)指导患者注意个人卫生,勤洗手和洗澡、勤换内裤。

八、护理评价

(1)患者肛周疼痛明显减轻或缓解,生命体征平稳。

（2）发热症状消退，体温维持在正常范围。

（3）患者未发生切口感染、后遗肛瘘、假性愈合等术后并发症，或发生时得到及时发现和处理。

（4）患者术后无并发症或并发症得到及时发现和处理，如切口感染等。

九、健康教育

（1）多饮水，多吃富含纤维素的食物，禁止饮酒及食辛辣等刺激性食物。

（2）嘱患者改变以往不良的饮食习惯，养成良好的饮食、排便及卫生习惯。教会患者坐浴的方法，并嘱其坚持坐浴。

（3）养成定时排便的习惯，避免排便时间延长，避免便秘和腹泻。适当活动，避免久坐、久卧。

（4）对于肛门括约肌松弛者，术后 15 天起可指导患者进行提肛运动，促进局部血液循环，加速愈合。软化瘢痕，预防肛门狭窄。

第四节　肛　　瘘

肛瘘是指肛门直肠因肛门周围间隙感染、损伤、异物等病理因素形成的与肛门周围皮肤相通，形成异常通道的一种疾病。肛瘘是常见的直肠肛管疾病之一，发病年龄以 20～40 岁青壮年为主，男性多于女性。

一、病因与发病机制

大多数肛瘘由直肠肛周脓肿发展而来。由内口、瘘管和外口 3 部分组成。内口即原发感染灶，外口为脓肿破溃处或手术切开引流部位，内外口之间有脓腔周围增生的纤维组织包绕的管道即瘘管，近管腔处有炎性肉芽组织。其内口多在肛窦内及其附近，外口位于肛门周围的皮肤上，内、外口既可为单个，也可以为多个。由于致病菌不断由内口进入，而瘘管迂曲，少数存在分支，常引流不畅，且外口皮肤生长速度较快，常发生假性愈合并形成脓肿。脓肿可从原外口溃破，也可从他处穿出形成新的外口，反复发作，发展为有多个瘘管和外口的复杂性肛瘘。

二、临床表现

肛门周围流脓水、潮湿、瘙痒，甚至出现湿疹。外口处有脓性、血性、黏液性分泌物流出,有时有粪便及气体排出。外口因假性愈合或暂时封闭时,脓液积存,形成脓肿,可出现肛周肿痛、发热、寒战、乏力等症状。脓肿破溃或切开引流后,脓液排出,症状缓解,上述症状反复发作是肛瘘的特点。

三、辅助检查

(一)直肠指诊

在内口处有轻压痛,瘘管位置表浅时可触及硬结内口及条索样肛瘘。

(二)探针检查

探针检查是最常用、最简便、最有效的方法。自外口处插入,沿瘘管轻轻探向肠腔,可找到内口的位置。

(三)染色检查

自外口注入 1% 亚甲蓝溶液,检查确定内口位置。

(四)实验室检查

发生肛周脓肿时,血常规中可出现白细胞计数及中性粒细胞比例增高。

(五)X 线造影

碘油造影或 70% 泛影葡胺造影,适用于高位复杂性肛瘘的检查。检查自外口注入造影剂,可判定瘘管的分布、多少、位置、走行和内口的位置。

(六)MRI 检查

MRI 检查可清晰显示瘘管位置及括约肌间的关系,明确肛瘘分型。

另外,特别注意复杂性肛瘘青年患者是否合并炎症性肠病可能,必要时行肠镜检查。

四、治疗要点

肛瘘一般不能自愈,必须手术治疗。手术成败的关键在于:①准确寻找和处理内口;②切除或清除全部瘘管和无效腔;③合理处理肛门括约肌;④创口引流通畅。

(一)堵塞法

适用于单纯性肛瘘。瘘管用 1% 甲硝唑、生理盐水冲洗后,自外口注入生物蛋白胶。治愈率较低。

(二)手术治疗

1.肛瘘切开术

肛瘘切开术主要应用于单纯性括约肌间型肛瘘和低位经括约肌间型肛瘘。用探针自外口进入瘘管,沿瘘管到达位于齿状线附近的内口。将探针上方的组织切开,将肉芽组织用刮匙刮除,若存在高位盲道或继发分支,则需彻底清除。

2.肛瘘切除术

在瘘管切开的基础上,将瘘管壁全部切除直至健康组织,并使创面呈内小外大,以利引流。

3.肛瘘切开挂线术

适用于距肛缘3~5 cm,有内外口的单纯性肛瘘、高位单纯性肛瘘,或坐位复杂性肛瘘切开、切除的辅助治疗。利用橡皮筋或有腐蚀作用药线的机械性压迫作用,使结扎处组织发生血运障碍而坏死,以缓慢切开肛瘘。

4.经肛直肠黏膜瓣内口修补术

经肛直肠黏膜瓣内口修补术是治疗复杂性肛瘘的一种保护括约肌的技术,切除内口及其周围约1 cm的全厚直肠组织,然后游离其上方的直肠瓣,并下移修复内口处缺损。通过清除感染灶,游离内口上方直肠黏膜肌瓣或内口下方肛管皮瓣覆盖缝合于内口上,阻碍直肠内容物使之不能进入瘘管管道。

五、护理评估

(一)术前护理评估

1.健康史

了解有无肛管直肠周围脓肿自行溃破或切开引流的病史。

2.病情评估

(1)肛门皮肤有无红、肿。

(2)肛周外口有无反复流脓及造成皮肤瘙痒感。

(3)了解直肠指诊、内镜及钡灌肠造影等检查结果。

3.心理-社会状况

评估患者对肛瘘的认知程度及心理承受能力。

4.其他

自理能力。

(二)术后护理评估

(1)肛门皮肤有无红、肿、疼痛,肛周外口有无反复流脓及造成皮肤瘙痒感。

(2)了解辅助检查结果及手术方式。

(3)患者的饮食及排便情况。

(4)评估患者对术后饮食、活动、疾病预防的认知程度。

六、护理诊断

(一)急性疼痛

与肛周炎症及手术有关。

(二)完整性受损

与肛周脓肿破溃、皮肤瘙痒、手术治疗等有关。

(三)潜在并发症

肛门狭窄、肛门松弛。

七、护理措施

(一)术前护理措施

(1)观察患者有无肛门周围皮肤红、肿、疼痛,流脓或排便困难。症状明显时,嘱其卧床休息,肛门局部给予热水坐浴,以减轻疼痛,利于大便的排出。

(2)鼓励患者进高蛋白、高热量、高维生素、易消化的少渣食物,多食新鲜蔬菜、水果及脂肪类食物,保持大便通畅。

(3)急性炎症期,遵医嘱给予抗生素,每次排便后用清水冲洗干净,再用1∶5 000高锰酸钾溶液温水坐浴,每次 20 分钟,3 次/天。

(4)术前 1 天半流质饮食,术前晚上进食流质,视所采取的麻醉方式决定术前是否禁食禁饮。术前晚按医嘱给予口服泻药,但具体应用时应视患者有无长期便秘史进行调整。若排便不充分,可考虑配合灌肠法,洗至粪便清水样、肉眼无粪渣为止。

(5)准备手术区域皮肤,保持肛门皮肤清洁,予以修剪指甲。

(二)术后护理措施

(1)腰麻、硬膜外麻醉,术后需去枕平卧 6 小时,避免脑脊液从蛛网膜下腔针眼处漏出,致脑脊液压力降低引起头痛。监测脉搏、呼吸、血压 6～8 小时,至生命体征平稳。

(2)加强伤口换药,避免假性闭合。伤口距离肛门近,有肠黏液或粪便污染时,需拆除敷料,用1：5 000 高锰酸钾溶液或中药熏洗坐浴,洗净粘在伤口上的粪渣和脓血水;伤口换药要彻底、敷料填塞要达深部,保证有效引流,避免无效腔。行挂线术的患者创面换药至挂线脱落后1周。

(3)做好排便管理:术前给予口服泻药或清洁灌肠,术后给予轻泻软便药乳果糖或麻仁丸及纤维增加剂,使粪便松软,易于排出。排便后及时坐浴和换药,以保持伤口和肛门周围皮肤清洁。

(4)肛门括约肌松弛者:术后3天可指导患者进行提肛运动。

八、护理评价

(1)能配合坐浴、换药,肛周皮肤清洁,术后伤口未发生二次感染。
(2)能配合术后的饮食、活动及提肛训练技巧。
(3)掌握复诊指征。

九、健康教育

(1)饮食指导:术后1～2天少渣半流质,之后正常饮食,忌辛辣刺激性食物如辣椒及烈性酒等,多食粗纤维富营养的食物,切忌因惧怕疼痛而少吃饭或不吃饭。鼓励患者多饮水,防止便秘。

(2)肛门伤口的清洁:每天排便后用1：5 000 高锰酸钾溶液或痔疮洗液坐浴,坐浴时应将局部创面全部浸入药液中,药液温度适中。平时排便后,可用温水清洗肛门周围,由周边向中间洗净分泌物。

(3)术后活动指导:手术创面较大,而伤口尚未完全愈合期间,应尽量少走路,避免伤口边缘因用力摩擦而形成水肿,延长创面愈合时间。创面愈合后3个月左右不要长时间骑自行车,以防愈合的创面因摩擦过多而引起出血。

(4)如发现排便困难或大便失禁,应及时就诊。

第五节　肛管直肠狭窄

肛管直肠狭窄是指由于先天缺陷或后天炎症反复刺激、肛门直肠损伤、肿瘤等因素,正常的肠道黏膜被瘢痕组织取代或者肠管被瘢痕组织包绕,直肠、肛管、肛门进而出现管径缩小变窄的疾病,患者出现排便困难或排便时间延长,常伴有便时肛门疼痛、便形细窄等症状。

一、病因与发病机制

(一)直肠肛门损伤

直肠肛门在受到外伤、烧伤、烫伤、药物腐蚀、分娩时会阴的裂伤、直肠及肛门部手术后出现瘢痕生长,形成直肠与肛门狭窄。

(二)慢性炎症或溃疡粘连

如克罗恩病,结肠与肛门瘢痕会形成挛缩,进而造成结肠、肛门狭窄。

(三)直肠肛门肿瘤等因素

如直肠恶性肿瘤、肛门部肿瘤、性病、淋巴肉芽肿、平滑肌瘤、畸胎瘤等,也可引起肛门和肛管狭窄。

二、临床表现

(一)排便困难或排便时间延长

排便困难是肛门狭窄最常见的临床表现之一。肛门直肠腔瘢痕导致肛门直肠腔径变小,瘢痕缺乏弹性使较硬或较粗的粪便较难通过,排便的时间延长。

(二)粪便形状改变

由于肛门狭窄、排便困难,服用泻药后,粪便可成扁形或细条状,且自觉排便不净。即使排便次数增加,也多为少量稀便排出。

(三)疼痛

由于粪便通过困难,排粪便时经常导致肛管裂伤,造成持续性钝痛。也可在排粪便后出现持续性剧痛,甚至长达数小时。

(四)出血

肛门弹性差,粪便通过肛门时,使肛管皮肤破裂而导致出血。

(五)肛门瘙痒

肛门狭窄常合并肛门炎症,肛门狭窄也会导致直肠肛管黏膜或肛门皮肤的裂伤,使分泌物明显增加,导致肛门瘙痒和皮炎。

(六)肛门失禁

括约肌损伤导致的纤维化瘢痕形成会使肛门失去良好弹性,一方面表现为肛门狭窄,另一方面表现为肛门收缩功能差,出现肛门失禁,难于控制气体、液体甚至固体的排出。

(七)全身表现

肛门狭窄会造成不同程度的肠道机械性梗阻,故部分患者出现腹痛、腹胀的症状;而且部分患者由于出现肛门狭窄、排便困难、排便疼痛等问题,会伴有不同程度的精神症状,如焦虑、紧张。

三、辅助检查

(一)直肠指诊

可判断肛门狭窄及较低位的直肠狭窄或肛管直肠狭窄。狭窄处不能通过指尖,并可扪及程度不同的坚硬瘢痕组织。

(二)气钡双重造影和排粪造影

可明确狭窄位置及诊断直肠狭窄。

四、治疗要点

(一)非手术治疗

通过高纤维膳食、灌肠等疗法缓解患者的排便困难及便时疼痛的症状;渐进式扩肛法,如手指扩张法或扩张器扩张法,使狭窄处扩张来缓解症状;用内镜下置入球囊扩张器的方法进行扩肛,可获得较好的疗效。

(二)直肠狭窄治疗

对于较低位的直肠狭窄,可应用超声刀、激光、尿道切开器在狭窄环后方切开狭窄,完成纵切横缝的手术;或者行肛门直肠狭窄环切除术,也可达到比较好的疗效。

(三)肛门狭窄的手术治疗

瘢痕松解同时行内括约肌切开手术。中至重度的肛门狭窄,可考虑应用皮瓣转移的肛门成形术。

五、护理评估

(1)既往是否有肠道炎症、结直肠肛门部手术、痔注射治疗及臀部外伤或使用腐蚀性药物史。

(2)排便困难的严重程度,是否可以通过高纤维膳食、灌肠等疗法缓解患者的排便困难及便时疼痛的情况。

(3)了解辅助检查结果及主要治疗方式。

(4)心理状态和认知程度,是否存在紧张、焦虑的心理状态,对术后的扩肛是否配合,对术后的康复是否有信心,对出院后的继续扩肛是否清楚。

六、护理诊断

(一)急性疼痛

与肛门狭窄、排便困难有关。

(二)完整性受损

与肛周炎症、皮肤瘙痒等有关。

(三)潜在并发症

与出血、肛门狭窄有关。

(四)焦虑

与担心治疗效果有关。

七、护理措施

(一)术前护理措施

(1)观察患者排便情况,有无腹胀、腹痛、排便出血。

(2)有无肛门周围皮肤红、肿、疼痛、流脓、瘙痒,症状明显时,嘱其卧床休息,肛门局部给予热水坐浴,以减轻疼痛。

(3)术前1天半流质饮食,术前晚上进食流质饮食,配合灌肠,以减少术后早期粪便排出。术前视手术和麻醉方式给予禁食禁饮。

(4)准备手术区域皮肤,保持肛门皮肤清洁。

(二)术后护理措施

(1)腰麻、硬膜外麻醉,术后需去枕平卧6小时,避免脑脊液从蛛网膜下腔针眼处漏出,致脑脊液压力降低引起头痛。监测脉搏、呼吸、血压6～8小时,至生命体征平稳。

(2)做好排便管理。术后给予轻泻软便药乳果糖或麻仁丸及纤维增加剂,使粪便松软,易于排出。排便后及时坐浴和换药,以保持肛门周围皮肤清洁。

(3)术后7～10天,指导患者扩肛。术后扩肛治疗必须长期坚持,半年以上的扩肛会减少肛门部手术再次导致肛门狭窄的可能性,可以巩固手术的治疗效果。

八、护理评价

(1)能配合术前的饮食,灌肠后能保证粪便的排出。

(2)能配合坐浴、换药,肛周皮肤清洁。

(3)能配合术后的饮食、活动及扩肛训练技巧。

(4)掌握复诊指征。

九、健康教育

(1)饮食指导:术后1~2天少渣半流质饮食,之后正常饮食,忌辛辣刺激性食物如辣椒及烈性酒等,多进食蔬菜、水果,如番薯叶、芹菜、韭菜、竹笋、茼蒿及苹果、香蕉,主食以燕麦、麦皮、番薯等为主,以软化大便,利于粪便排出。

(2)肛门伤口的清洁:每天排便后用1：5 000高锰酸钾溶液或温水坐浴,坐浴时应将局部创面全部浸入药液中,药液温度适中。

(3)术后扩肛指导:渐进式扩肛法,用手指扩张或扩张器扩张,通过逐步增加手指数目或扩张器的大小使狭窄处扩张以达到缓解症状的目的。

(4)如发现排便困难或大便变细、变硬,应及时就诊。

第六节 直 肠 脱 垂

直肠脱垂可分为直肠外脱垂和直肠内脱垂。脱垂的直肠如果超出了肛缘即直肠外脱垂。直肠内脱垂指直肠黏膜层或全层套入远端直肠腔或肛管内而未脱出肛门的一种疾病。直肠内脱垂又称不完全直肠脱垂、隐性直肠脱垂。由于直肠黏膜松弛脱垂,特别是全层脱垂,可导致直肠容量适应性下降、排便困难、大便失禁和直肠孤立性溃疡等。直肠内脱垂是出口梗阻型便秘的最常见临床类型,31%~40%的排便异常患者排便造影检查可发现直肠内脱垂。

一、病因与发病机制

解剖因素,腹压增高,其他内痔或直肠息肉经常脱出,向下牵拉直肠黏膜,造成直肠黏膜脱垂。影像学及临床观察结果等均表明直肠内脱垂和直肠外脱垂的变化相似,手术所见盆腔组织器官变化基本相似,因此,多数学者认为两者是同一疾病的不同阶段,直肠外脱垂是直肠内脱垂进一步发展的结果。

二、临床表现

排便梗阻感、肛门坠胀、排便次数增多、排便不尽感,排便时直肠由肛门脱出,严重时不仅排便时脱出,在腹压增高时也可脱出,大便失禁、肛门瘙痒,黏液血便、腹痛、腹泻及相应的排尿障碍症状等。

三、辅助检查

(一)肛门直肠指检

指检时可触及直肠壶腹部黏膜折叠堆积、柔软光滑、上下移动,内脱垂的部分与肠壁之间可有环状沟。典型病例在直肠指检时让患者做排便动作,可触及套叠环。

(二)肛门镜检查

了解直肠黏膜是否存在炎症或孤立性溃疡以及痔疮。

(三)结肠镜及钡餐

排除大肠肿瘤、炎症等其他器质性疾病。

(四)排粪造影

排粪造影是诊断直肠内脱垂的主要手段,可以明确内脱垂的类型是直肠黏膜脱垂还是全层脱垂;明确内脱垂的部位:高位、中位或低位并可显示黏膜脱垂的深度。排粪造影的典型表现是直肠壁向远侧肠腔脱垂,肠腔变窄,近侧直肠进入远端的直肠和肛管,而鞘部呈杯口状并常伴有盆底下降、直肠前突和耻骨直肠肌痉挛等。典型的影像学改变:直肠前壁脱垂、直肠全环内脱垂、肛管内直肠脱垂。

(五)盆腔多重造影

能准确全面了解是否伴有复杂性盆底功能障碍以及伴随盆底疝的直肠内脱垂。

(六)肌电图检查

肌电图是通过记录神经肌肉的生物电活动,从电生理角度来判断神经肌肉的功能变化,对判断括约肌、肛提肌的神经电活动情况有重要参考价值。

(七)直肠肛门测压

了解肛管的功能状态。

四、治疗要点

(一)非手术治疗

1.建立良好的排便习惯

让患者了解直肠脱垂发生、发展的原因,认识到过度用力排便会加重直肠脱垂和盆底肌肉神经的损伤。在排便困难时,应避免过度用力,避免排便时间过久。

2.提肛锻炼

直肠内脱垂多伴有盆底肌肉松弛,盆底下降,甚至阴部神经的牵拉损伤。坚持定期进行膝胸位下提肛锻炼,可增强盆底肌肉及肛门括约肌的力量。

3.饮食调节

多食富含纤维素的水果、蔬菜,多饮水,每天 2 000 mL 以上;必要时可口服润滑油或缓泻剂,使粪便软化易于排出。

(二)手术治疗

1.直肠黏膜下注射术

治疗部分脱垂的患者,按前后左右四点注射至直肠黏膜下,每点注药 1～2 mL。注射到直肠周围可治疗完全性脱垂,造成无菌炎症,使直肠固定。

2.脱垂黏膜切除术

对部分黏膜脱垂患者,将脱出黏膜作切除缝合。

3.肛门环缩术

在肛门前后各切一小口,用血管钳在皮下绕肛门潜行分离,使两切口相通,置入金属线(或涤纶带)结成环状,使肛门容一指通过,以制止直肠脱垂。

4.直肠悬吊固定术

对重度的直肠完全性脱垂患者,经腹手术,游离直肠,用 2 条阔筋膜将直肠悬吊固定在骶骨岬筋膜上,抬高盆底,切除过长的乙状结肠。

5.脱垂肠管切除术

经会阴部切除直肠乙状结肠或经腹部游离直肠后,提高直肠,将直肠侧壁与骶骨骨膜固定,同时切除冗长的乙状结肠。

五、护理评估

(一)术前护理评估

(1)询问患者是否有慢性咳嗽、便秘、排便困难等腹压增高情况,既往是否有内痔或直肠息肉病史。

(2)了解排便情况,有无排便不尽感,排便时是否有肿物脱出,便后能否回纳。

(3)了解辅助检查结果及主要治疗方式。

(4)评估患者对疾病的病因、治疗和预防的认识水平,是否因疾病引起焦虑、不安等情绪。

(二)术后护理评估

(1)了解术中情况,包括手术、麻醉方式、术中用药、输血、出血等情况。

(2)了解患者的生命体征,伤口的渗血、出血情况,及早发现出血;了解术后排尿情况,及时处理尿潴留。

(3)了解血生化、血常规的检验结果。了解患者的饮食及排尿、排便情况。

(4)评估患者对术后饮食、活动、疾病预防的认知程度。

(5)了解对术后的肛门收缩训练是否配合,对术后的康复是否有信心,对出院后的继续肛门收缩训练是否清楚。

六、护理诊断

(一)急性疼痛

与直肠脱垂、排便梗阻有关。

(二)完整性受损

与肛周炎症、皮肤瘙痒等有关。

(三)潜在并发症

与出血、直肠脱垂有关。

(四)焦虑

与担心治疗效果有关。

七、护理措施

(一)术前护理措施

(1)观察患者排便情况,有无排便困难、排便不尽感,排便时是否有肿物脱出、便后能否回纳。

(2)是否有出血、肛门周围肿胀、疼痛、黏液、瘙痒,症状明显时,嘱其卧床休息,肛门局部给予热水坐浴,以减轻疼痛。

(3)术前1天半流质饮食,术前晚上进食流质饮食,配合灌肠,以减少术后早期粪便排出。术前视手术和麻醉方式给予禁食禁饮。

(4)准备手术区域皮肤,保持肛门皮肤清洁。

(二)术后护理措施

(1)腰麻、硬膜外麻醉,术后需去枕平卧6小时,避免脑脊液从蛛网膜下腔针眼处漏出,致脑脊液压力降低引起头痛。监测脉搏、呼吸、血压6～8小时至生命体征平稳。

(2)做好排便管理:术后给予轻泻软便药乳果糖或麻仁丸及纤维增加剂,使粪便松软,易于排出。排便后及时坐浴和换药,以保持肛门周围皮肤清洁。

(3)术后3～5天,指导患者肛门收缩训练。

八、护理评价

(1)能配合术前的饮食,灌肠后能保证粪便的排出。

(2)能配合坐浴、换药,肛周皮肤清洁。

(3)能配合术后的饮食、盆底肌锻炼及肛门收缩训练技巧。

(4)掌握复诊指征。

九、健康教育

(1)饮食指导:术后1～2天少渣半流质饮食,之后正常饮食,忌辛辣刺激性食物如辣椒及烈性酒等,进食高纤维的蔬菜、水果,如番薯叶、芹菜、韭菜、茼蒿及苹果、香蕉,主食以燕麦、麦皮、番薯等为主,以软化大便,利于粪便排出。

(2)肛门伤口的清洁:每天排便后用1:5 000高锰酸钾溶液或温水坐浴,坐浴时应将局部创面全部浸入药液中,药液温度适中。

(3)改变如厕的不良习惯:如长时间蹲厕或阅读,减少排便努挣和腹压。

(4)肛门收缩训练:具体做法包括以下内容。戴手套,示指涂液状石蜡,轻轻插入患者肛门内,嘱患者收缩会阴、肛门肌肉,感觉肛门收缩强劲有力为正确有效的收缩,嘱患者每次持续30秒以上。患者掌握正确方法后,嘱每天上午、中午、下午、睡前各锻炼1次,每次连续缩肛100下,每下30秒以上,术后早期锻炼次数依据患者耐受情况而定,要坚持,不可间断,至术后3个月。

(5)如发现排便困难、排便有肿物脱出,应及时就诊。

第七章

泌尿外科护理

第一节 尿路结石

尿路结石又称尿石症,包括肾结石、输尿管结石、膀胱结石及尿路结石。

一、病因

尿路结石的形成机制尚未完全清楚,有多种影响因素。

(一)流行病学因素

流行病学因素包括:①性别和年龄;②种族;③职业;④地理环境和气候;⑤营养和饮食;⑥水分排出过多;⑦疾病。

(二)尿液因素

尿液因素包括:①尿液中形成结石的物质增加;②尿 pH 改变;③尿液浓缩。

(三)泌尿系统局部因素

泌尿系统局部因素包括:①尿液淤滞;②尿路感染;③尿路异物。

二、临床表现

(一)上尿路结石

上尿路结石包括肾结石和输尿管结石。主要表现为疼痛和血尿。

(二)膀胱结石

膀胱结石主要是膀胱刺激征,可有尿频、尿急、尿痛。

(三)尿路结石

尿路结石表现为排尿困难、点滴状排尿及尿痛,甚至造成急性尿潴留。

三、辅助检查

(一)实验室检查

1.尿液检查

尿常规检查可有镜下血尿。

2.血液检查

测定肾功能、肌酐等。

(二)影像学检查

1.B超检查

可发现平片不能显示的小结石和透X线结石,还能显示肾积水和肾实质萎缩情况。

2.CT检查

能发现X线不能显示的或较小的输尿管中、下段结石。

3.X线检查

确定结石的存在及特点:①X线片能发现95％以上的尿路结石;②排泄性尿路造影可显示结石所致的肾结构和肾功能改变;③逆行肾盂造影常用于其他方法不能确定结石的部位或结石以下尿路系统病情不明的情况。

4.放射性核素肾显影

评价治疗前肾功能受损情况和治疗后肾功能的恢复情况;确定双侧尿路梗阻患者功能较好的肾。

(三)内镜检查

内镜检查包括肾镜、输尿管镜和膀胱镜检查。

四、处理原则及治疗要点

(一)病因治疗

如切除甲状旁腺瘤、解除尿路梗阻等。

(二)非手术治疗

结石直径＜0.6 cm,表面光滑、无感染,可行非手术治疗。直径＜0.4 cm,表面光滑的结石,多能自行排出。

1.饮食疗法

调整饮食结构可显著降低结石复发率。

(1)水化疗法:大量饮水是防治各种成分尿路结石简单有效的方法。每天饮水量 2 500~4 000 mL,保持每天尿量在 2 000 mL 以上。

(2)食物疗法。①含钙结石:低钙、低蛋白、低钠饮食,重点限制摄入草酸多的食物;②尿酸结石:低嘌呤饮食,忌食动物内脏,限定富含嘌呤的高蛋白食物;③胱氨酸结石:限定含蛋氨酸的食物。

2.药物治疗

药物治疗包括:①调节尿 pH;②调节代谢;③中药和针灸;④控制感染;⑤解痉镇痛。

3.体外冲击波碎石术

在 X 线或 B 超定位下,利用高能冲击波聚焦后作用于结石,使之裂解、粉碎成细砂,随尿流排出。

(三)手术治疗

1.经皮肾镜取石或碎石术

适用于>2.5 cm 的肾盂结石。

2.输尿管镜取石或碎石术

适用于中、下段输尿管结石。

3.腹腔镜输尿管取石

适用于直径>2 cm 的输尿管结石,或经体外冲击波碎石术、输尿管镜手术失败者。

4.开放手术

适用于结石远端存在梗阻、其他治疗无效、肾积水感染严重或病肾功能丧失的尿石症患者。

五、护理评估

(一)术前评估

1.既往史

了解患者有无结石史,有无代谢和遗传性疾病,有无泌尿系统感染、梗阻性疾病等。

2.身体状况

(1)局部:评估疼痛的部位和程度,血尿的特点;肾绞痛的发作情况;患者排尿情况和尿石的排出情况。

(2)全身:了解患者营养状态,有无继发感染。

(3)辅助检查:实验室检查结果及影像学检查有无异常发生。

(二)术后评估

了解患者结石排出情况;尿路梗阻是否解除;有无发生尿路感染等并发症。

六、护理措施

(一)非手术治疗的护理

(1)缓解疼痛:嘱患者卧床休息,局部热敷。遵医嘱应用解痉镇痛药物,并观察缓解情况。

(2)鼓励患者大量饮水、多活动。

(3)病情观察:观察尿液颜色与性状,观察结石排出情况。

(二)手术治疗的护理

1.术前护理

(1)术前准备:协助患者完善术前检查。术前常规禁食禁饮、术区备皮、灌肠。

(2)心理护理:主动关心患者,稳定患者情绪,以取得患者积极配合。

2.术后护理

(1)病情观察:密切观察患者生命体征,准确记录24小时出入量,观察引流液的颜色、性质和量。

(2)肾造瘘管的护理。①妥善固定:向患者及家属解释妥善保护好各引流管的重要性;②引流管的位置:不得高于肾造瘘口;③保持引流管的通畅:勿压迫、折叠管道;④引流液观察:观察引流液的量、颜色和性质,并做好记录;⑤拔管:术后3~5天,引流尿液转清、体温正常,可考虑拔管。

(3)输尿管支架管的护理。①置入支架管后,部分患者可出现膀胱刺激征;②早期常规留置尿管,保证引流通畅,防止管道扭曲、受压、堵塞。尿管拔出后,指导患者及时排尿;③避免剧烈运动,防止输尿管内支架管上下移动或滑脱;④密切观察尿色、尿量的变化;⑤定期复查,遵医嘱更换支架管或拔除支架管。

(4)做好会阴护理:每天2次用碘伏棉球清洁尿道外口,防止逆行感染。

(5)观察排石效果:观察尿液内是否有结石排出。定期拍腹部平片观察结石排出情况。

(三)并发症观察护理

1.出血

经皮肾镜取石术术后早期,肾造瘘管引流液为血性,一般1~3天颜色转清,不需处理。若术后短时间内造瘘管引出大量鲜红色血性液体,须警惕大出血。此时,应嘱患者卧床休息,及时报告医师处理。除应用止血药、抗生素等处理外,可夹闭造瘘管1～3小时,使肾盂内压力增高,达到压迫止血的目的。

2.感染和发热

(1)加强观察:注意患者生命体征、尿液颜色、性状及尿液检查结果。

(2)饮水:鼓励患者多饮水。

(3)做好伤口及引流管护理:保持通畅和做好相应护理。

(4)有感染者:遵医嘱应用抗生素控制感染,高热者采用降温措施。

3."石街"形成

患者有腰痛或不适,可继发感染和脏器受损等,需立即经输尿管镜取石或碎石。

七、健康教育

(一)术后宣教

1.疾病知识指导

(1)大量饮水:成人保持每天饮水量2 500～4 000 mL。

(2)活动与休息:为利于结石的排出,嘱患者饮水后多活动。

(3)解除局部因素:尽早解除尿路梗阻、感染、异物等因素,减少结石形成。

(4)预防骨脱钙:鼓励长期卧床者进行功能锻炼,防止骨脱钙,减少尿钙含量。

2.用药指导

根据结石成分、血和尿pH,应用药物降低有害成分、碱化或酸化尿液,预防结石复发。

(二)出院指导

1.复诊

定期进行尿液检查、X线或B超检查,观察有无复发及残余结石情况。

2.尿石症的预防

(1)嘱患者大量饮水。

(2)饮食指导:含钙结石者应合理摄入钙量;草酸盐结石者,限制浓茶等食物;尿酸结石者,不宜摄入含嘌呤高的食物。避免大量摄入动物蛋白、精制糖和动物脂肪。

(3)药物预防:草酸盐结石患者可口服维生素B₆以减少草酸盐排出;口服氧

化镁可增加尿中草酸溶解度。尿酸结石患者可口服别嘌醇和碳酸氢钠,以抑制结石形成。

(4)特殊性预防:伴甲状旁腺功能亢进者,必须解除腺瘤或增生组织。鼓励长期卧床者多活动。嘱患者术后4周回院复查并拔除双"J"管。

第二节　良性前列腺增生

良性前列腺增生(简称前列腺增生)是引起男性老年人排尿障碍最常见的一种良性疾病。

一、病因

良性前列腺增生的病因尚未完全明确,目前公认老龄和有功能的睾丸是发病的2个重要因素。

二、临床表现

(一)症状

1.尿频

尿频是最常见的早期症状,夜间更为明显。

2.排尿困难

进行性排尿困难是前列腺增生最重要的症状。

3.尿潴留、尿失禁

严重梗阻者膀胱残余尿增多,发生尿潴留或充盈性尿失禁。

4.其他

合并感染或结石时,可出现明显尿频、尿痛等症状,也可发生无痛性肉眼血尿。

(二)体征

直肠指诊可触及增大的前列腺,表面光滑、质韧、有弹性,边缘清楚,中间沟消失或隆起。

三、辅助检查

(一)尿流率检查

可确定前列腺增生患者排尿的梗阻程度。

(二)B超检查

可经腹壁或直肠测定前列腺大小、内部结构、判断增生腺体是否突入膀胱，超声波检查还可以测定膀胱残余尿量。

(三)血清前列腺特异抗原测定

当前列腺有结节或质地较硬时，血清前列腺特异抗原测定有助于排除前列腺癌。

四、处理原则及治疗要点

(一)非手术治疗

未引起明显梗阻者一般无需处理，可观察随访；梗阻较轻或不能耐受手术者可采用药物治疗或非手术微创治疗。

(二)手术治疗

排尿梗阻症状严重、膀胱残余尿量超过 50 mL 或既往出现过急性尿潴留、药物治疗疗效不佳而全身状况能够耐受手术者。

五、护理评估

(一)术前评估

1.既往史

了解患者既往有无尿潴留、尿失禁、腹股沟疝、内痔或脱肛等情况；有无其他慢性病。

2.身体状况

(1)局部：患者排尿困难的程度、夜尿次数，有无血尿、膀胱刺激征。

(2)全身：重要器官功能及营养状况，患者对手术的耐受性。

(3)辅助检查：B超提示前列腺的大小、残余尿量；尿流率表示尿路梗阻程度。

(二)术后评估

评估膀胱引流管是否通畅，膀胱冲洗液的颜色、血尿程度及持续时间；是否出现膀胱痉挛;水、电解质平衡情况;有无发生血尿、尿失禁、经尿道前列腺电切综合征。

六、护理措施

(一)术前护理

1.术前准备

协助患者完善术前检查。术前常规禁食禁饮、术区备皮、灌肠。

2.心理护理

主动关心患者,稳定患者情绪,以取得患者积极配合。

3.保持尿液排出通畅

(1)观察排尿情况:注意排尿次数和特点,特别是夜尿次数。

(2)避免急性尿潴留的发生。

(3)及时引流尿液:残余尿量多或有尿潴留导致肾功能不全者,及时留置尿管引流尿液。做好留置导尿管或耻骨上膀胱造瘘患者的护理。

4.饮食护理

术前多摄入粗纤维食物,忌饮酒及辛辣食物,多饮水。

5.药物治疗的护理

观察用药后排尿困难的改善情况及药物的不良反应。

(二)术后护理

1.病情观察

密切观察患者生命体征变化。妥善固定引流管及尿管。注意观察引流管内引流液颜色、性质和量。密切观察尿色及尿管是否通畅。观察术区敷料情况,预防压疮。

2.饮食

术后6小时无恶心、呕吐者,可进流质。1~2天后无腹胀即可恢复正常饮食。鼓励患者多饮水,预防感染。进食易消化、富含营养和纤维素的食物,以免便秘。

3.做好膀胱冲洗护理

前列腺切除术后都有肉眼血尿,术后需用生理盐水持续冲洗膀胱3~7天,护理:①冲洗液温度控制在25~30 ℃;②根据冲洗液颜色调节冲洗速度;③观察腹部体征,有无腹痛、腹胀等;④妥善固定膀胱冲洗管,保持通畅;⑤准确记录尿量、冲洗量和排出量。

4.膀胱痉挛的护理

患者表现为强烈的尿意、肛门坠胀、下腹部痉挛等症状。术后留置硬脊膜外麻醉导管者,按需定时注射小剂量吗啡有良好效果。

5.导管护理

(1)留置尿管:①术后有效固定或牵拉气囊尿管;②保持引流通畅;③防止泌尿系统逆行感染,定时排放引流袋尿液,测量尿量并记录;每1～2周更换尿管;每天清洁消毒尿道口及外阴1～2次,保持局部清洁、干燥。

(2)膀胱造瘘管:①定时观察,保持引流管通畅;②造瘘口周围定期换药;③每周行尿常规及尿培养1次;④拔管前需先夹闭此管,观察患者排尿情况良好后再拔除,拔管后造瘘口适当堵塞纱布并覆盖。

(3)各导管拔管时间:①经尿道前列腺切除术后5～7天尿色清澈,即可拔除;②耻骨后引流管术后3～4天拔除;③耻骨上经尿道前列腺切除术后7～10天拔除;④膀胱造瘘管留置10～14天后拔除。

(三)并发症观察护理

1.出血

严密观察冲洗液颜色的变化;指导患者在术后1周,逐渐离床活动;保持排便通畅。

2.尿频、尿失禁

与尿道括约肌功能受损、膀胱逼尿肌不稳定和膀胱出口梗阻等因素有关,术后2～3天嘱患者练习收缩腹肌、臀肌及肛门括约肌,也可辅以针灸或理疗等。

3.经尿道前列腺电切综合征

行经尿道前列腺切除术的患者因术中大量的冲洗液被吸收可致血容量急剧增加,可出现稀释性低钠血症,患者可在几小时内出现烦躁、恶心、抽搐、昏迷,严重者出现肺水肿、脑水肿、心力衰竭等,称为经尿道前列腺电切综合征。一旦出现,立即给予氧气吸入,遵医嘱给予利尿剂、脱水剂,减慢输液速度,静脉滴注3%氯化钠纠正低钠血症等。

七、健康教育

(一)术后宣教

1.生活指导

经尿道前列腺切除术后1～2个月内避免剧烈活动,防止继发性出血。采用非手术治疗的患者,应避免因受凉、劳累、饮酒、便秘等引起急性尿潴留。

2.康复指导

指导患者经常有意识的进行提肛训练。

(二)出院指导

1.自我观察

出现排尿困难者,应及时到医院检查和处理。

2.预后

经尿道前列腺切除术后 1 个月、经膀胱切除术 2 个月后,可恢复性生活。

3.定期复查

定期做尿流动力学、前列腺 B 超检查,复查尿流率及残余尿量。

第三节 肾 癌

肾癌也称为肾细胞癌,是常见的肾实质恶性肿瘤。30%～50%的肾癌缺乏早期临床表现,多在体检或做其他检查时偶然发现。

一、病因

肾癌的病因尚未清楚。吸烟可能是肾癌的危险因素,目前认为还与环境污染、职业暴露(如石棉、皮革等)、染色体畸形、抑癌基因缺陷等有关。

二、临床表现

(一)症状

1.肾癌三联征

血尿、腰痛、肿块。

2.副瘤综合征

常见表现有发热、高血压、血沉(红细胞沉降率)增快、高钙血症、高血糖、红细胞增多、肝功能异常、消瘦、贫血、体重减轻及恶病质等。

3.转移症状

如病理性骨折、咳嗽、咯血、神经麻痹及转移部位疼痛等。

(二)体征

早期无明显特征,肿块较大时,在腹部或腰部可触及到肿块的大小、数量、肿块的活动度及触痛。

三、辅助检查

(一)实验室检查

血常规、血沉(红细胞沉降率)、尿常规检查。

(二)B超检查

能够准确地区分肿瘤和囊肿,查出 1 cm 以上的肿瘤,发现肾癌的敏感性高。

(三)X线检查

泌尿系统平片可见肾外形增大、不规则;静脉尿路造影可见肾盏、肾盂因肿瘤挤压或侵犯,出现不规则变形、狭窄、拉长、移位或充盈缺损;肾动脉造影可显示肿瘤的新生血管及进行肾动脉栓塞治疗,减少术中出血及降低手术难度。

(四)CT、MRI检查

CT是目前诊断肾癌最可靠的影像学方法,可明确肾肿瘤大小、部位、邻近器官有无受累等。MRI对肾癌诊断的准确性与CT相仿。

四、处理原则及治疗要点

(一)根治性肾切除术

根治性肾切除术是肾癌最主要的治疗方法。

(二)其他

肾癌具有多药物耐药基因,对放疗及化疗不敏感。

五、护理评估

(一)术前评估

1.既往史
了解患者有无肾癌或其他癌症家族史,既往有无手术或癌肿等。

2.身体状况
(1)局部:肿块位置、大小及数量,肿块有无触痛、活动度等。
(2)全身:重要器官功能情况,有无转移灶的表现及恶病质。
(3)辅助检查:包括特殊检查及有关手术耐受性检查的结果。

(二)术后评估

是否有肾窝积液和积脓、尿瘘、腹腔内脏器损伤,继发出血,切口感染等并发症。

六、护理措施

(一)术前护理

1.术前准备

协助患者完善术前检查。术前常规禁食禁饮、术区备皮、灌肠。

2.心理护理

主动关心患者,稳定患者情绪,以取得患者积极配合。

3.营养支持

指导患者选择营养丰富的食物,对胃肠功能障碍者,通过静脉途径给予营养,贫血者可予以少量多次输血以提高血红蛋白水平及患者抵抗力,保证术后顺利康复。

(二)术后护理

(1)病情观察:密切观察患者生命体征,观察患者的神志、面色及精神状况。待生命体征平稳后取健侧卧位。行肾全切术的患者术后一般需卧床3~5天,行肾部分切除术者常需卧床1~2周。

(2)保持尿管及引流管通畅,防止打折、扭曲、受压,观察各引流管引流液的颜色、性质、气味的变化。每天会阴护理2次,每周更换引流袋2次。

(三)并发症观察护理

1.出血

术后定时测量生命体征。若患者有出血,应立即通知医师处理:①遵医嘱应用止血药;②对出血量大、血容量不足的患者给予输液和输血;③对经处理出血未能停止者,积极做好手术止血准备。

2.感染

保持切口的清洁、干燥,敷料渗湿时及时更换;遵医嘱应用抗生素,并鼓励患者多饮水。

3.腹胀

术后腹胀多因术中肠管受到激惹使肠蠕动减弱所致。一般肠蠕动于术后12~24小时开始恢复。术后早期下床活动可改善胃肠功能,预防或减轻腹胀。

七、健康教育

(一)术后宣教

(1)保证充分的休息,适度身体锻炼及娱乐活动,避免重体力活动,戒烟,加强营养,增强体质。

(2)因肾癌对放疗、化疗均不敏感,所以抗生素治疗可能是此类患者康复的主要方法。

(二)出院指导

定期复查 B 超、CT 和血常规,及时发现肾癌复发或转移。

第八章

皮肤科护理

第一节 坏疽性脓皮病

一、疾病概述

坏疽性脓皮病在皮肤科疾病中,是一种比较凶险、罕见的,以坏疽性溃疡为特征的皮肤病。病因尚未明确。皮肤外伤常为本病的重要诱因之一。其临床症状主要表现为丘疹、脓疱、水疱或小结节,并不断扩大,同时炎症向深部发展,形成了大小不等、深浅不一的溃疡。四周绕以炎症性红晕。皮损一般有较明显的疼痛和压痛。好发于下肢、臀部或躯干。常伴有慢性溃疡性结肠炎和局限性肠炎。

二、护理措施

(一)一般护理

1.溃疡的清创换药

清创换药的治疗原则是清洁创面、抗菌消炎、去腐生肌,但要注意不能破坏新生的肉芽组织。

2.疼痛的护理

换药的过程对患者来说是十分痛苦的,护士一定要耐心,动作轻柔,可以通过聊天来转移其注意力,不断地用鼓励的话语激励患者坚持治疗;如果患者疼痛十分明显,则可先让患者服用镇痛剂后再换药。

(二)心理护理

面对承受坏疽性脓皮病折磨的患者,护士要给予同情和关心。在为患者换药时,不断同其聊天,了解患者的心理变化。对于心理承受力差、丧失信心的患者,尽量用正面的、鼓励性的语言,帮助其鼓起勇气,建立战胜疾病的决心;对于出现抵触情绪的患者,则要站在患者的角度思考,替患者着想,同时拿出极大的耐心,不断同其沟通交流,取得其信任,配合治疗。

(三)用药护理

坏疽性脓皮病的患者主要采用糖皮质激素、免疫抑制剂进行治疗,因此除了使用激素治疗要注意的事项外,还应注意使用免疫抑制剂的事项,例如定期监测肝、肾功能和血常规,有无恶心、食欲缺乏等消化道症状。

(四)健康指导

(1)由于患者多以糖皮质激素进行治疗,因此饮食上以高蛋白、低脂肪、低盐膳食为主,同时限制碳水化合物的摄入,禁食辛辣刺激的食物,戒烟、戒酒。

(2)出院后定期到门诊复诊,定期监测血压、血糖、肝功,遵医嘱逐渐减药,在减药期间严密观察病情的变化,如有复发立即就医。养成良好的生活习惯,戒烟少饮酒,少食辛辣刺激的食物,注意锻炼身体,劳逸结合,避免外伤。

三、主要护理问题

(一)感染或潜在的感染

与患者存在开放性创面有关。

(二)疼痛

与患者存在开放性创面有关。

(三)有受伤的危险,生活不能自理或部分自理

与患者的溃疡好发于四肢而影响其活动相关。

(四)焦虑和恐惧

与患者疾病迁延不愈且发病时疼痛有关。

(五)相关疾病知识的缺乏

与对本病不了解有关。

第二节　病毒感染性皮肤病

一、单纯疱疹

（一）疾病概述

单纯疱疹是一种由单纯疱疹病毒（herpes simplex virus，HSV）感染所致的病毒性皮肤病。本病的病原体是 DNA 病毒中的单纯疱疹病毒，人是 HSV 的唯一自然宿主。此病毒可长期潜居于人体各组织中，人类单纯疱疹病毒可分为HSV-Ⅰ型和 HSV-Ⅱ型。前者主要引起生殖器以外的皮肤、黏膜和器官的感染，后者主要引起生殖器部位的皮肤黏膜的感染。当机体抵抗力减弱时，如发热、胃肠功能失调、过度疲劳、病灶感染或长期应用肾上腺皮质激素时，体内潜居的 HSV 即被激发而发病。

其临床诊断分为皮肤黏膜单纯疱疹与生殖器单纯疱疹。

1.皮肤黏膜单纯疱疹

皮疹初起时，局部有灼热、微痒或紧张感，之后即在红斑的基础上出现小米粒样密集成簇的丘疹，几个或十几个，并迅速变为绿豆大小水疱，疱壁薄，疱液澄清，基底红润。水疱破裂后呈现糜烂面，数天后干涸结痂。好发口角、唇缘、鼻孔等皮肤黏膜交界处，亦可累及眼，引起树枝状角膜炎、角膜溃疡，病程1～2周。

2.生殖器单纯疱疹

多由 HSV-Ⅱ型引起，通过性关系而感染。皮损特点为水疱易破、糜烂，男性易发生于包皮、龟头、冠状沟、阴茎等部位。女性常见于阴唇、阴蒂、阴道、宫颈等部位。孕妇患生殖器单纯疱疹时易致流产、早产或死胎。男性生殖器单纯疱疹时可引起尿道炎、膀胱炎或前列腺炎。

（二）临床护理

1.一般护理

首先帮助患者做患部皮损处清洁处理，以防合并感染，并忌用热水烫洗。嘱患者适当休息，食用清淡易消化食物。

2.对症护理

正确使用外用药，有渗出炎症时，可用 0.1％乳酸依沙吖啶溶液或 1％～3％

硼酸溶液局部冷湿敷,每次15～30分钟,每天2次。外涂阿昔诺韦软膏、阿昔洛韦药水或其他抗病毒药,每天3～4次。阴部疱疹(水痘)易破,早期即呈现糜烂,治疗主要以冷湿敷为主,辅以氧化锌糊剂或肤康清软膏,并外用抗病毒药物。严重的疱疹病毒要内服抗病毒药物治疗,如丽珠威、阿昔诺韦、利巴韦林或静脉用利巴韦林等。

3.治疗护理

本病与发热、胃肠功能失调及病灶感染等因素有关,应嘱咐患者注意休息,避免过度疲劳,正确配合使用外用药,鼓励患者增强治病的信心。

4.并发症的护理

主要是继发细菌感染,除外用百多邦软膏、吉平软膏及红霉素软膏外,可以适当内服抗生素。

(三)康复护理

告诉患者本病易复发,局部禁用皮质类固醇软膏,以免皮损扩散。注意适当休息,避免过度紧张。积极配合治疗,饮食清淡易消化,加强机体锻炼,提高患者自身的抵抗力、免疫力。生殖器单纯疱疹应避免不洁性接触,内裤要定期消毒,勤换内衣、勤洗澡,经常保持皮肤清洁干燥,预防发病。

二、带状疱疹

(一)疾病概述

带状疱疹是由水痘-带状疱疹病毒引起的一种急性水疱性皮肤病,通常沿周围神经分布、簇集,以神经痛为特征。带状疱疹病毒由于有亲神经和皮肤的特征,所以当患者机体抵抗力、免疫力降低时容易致病。其临床表现为发病时有低热、周身不适、食欲缺乏等前期症状。局部皮肤往往先有感觉过敏和神经痛,继而出现散在成簇的粟米及绿豆大丘疹并迅速变为水疱,基底红润、疱液澄清、疱壁紧张发亮,常沿神经呈带状分布。各皮疹之间皮肤正常,数天后干涸、结痂、脱痂。愈合后遗留暂时性淡红色斑或色素斑。皮疹常沿某一周围神经单侧分布,不超过体表正中线,皮疹多见于肋间神经或三叉神经第1支分布区,可见于腰腹部、颈、四肢等处。疼痛剧烈,病程2～3周。

神经痛为本病的特征之一,儿童往往轻微或无症状,老年患者则常剧烈,有的甚至难以忍受,30%～50%的老年患者皮损消失后可遗留顽固性的神经痛,常持续数月或更长时间,皮疹侵及眶上神经的患者,疼痛剧烈,可累及角膜引起角膜溃疡导致失明。也可引起脑炎、脑膜炎、患处淋巴结肿大,本病发生1次后可以获得终身免疫。

(二)临床护理

1.一般护理

首先向患者耐心解释发病原因,给易消化饮食,忌食刺激性食物。注意卧床休息,病情严重的患者应及时住院治疗。

2.对症护理

疼痛是本病的重要特征之一,要及时应用镇痛剂,如选用吲哚美辛、卡马西平、西咪替丁、奇曼丁等药物口服可缓解神经痛。

3.治疗护理

可全身应用抗病毒药物及营养神经制剂,如丽珠威 300 mg,每天 2 次,阿昔诺韦 0.4 g,每天 5 次,静脉点滴 5% 葡萄糖加利巴韦林 0.4~0.6 g。肌内注射维生素 B_1 100 mg、维生素 B_{12} 250~500 μg,每天 1 次。在无严重并发症或禁忌证情况下,早期应用短疗程皮质激素药物,以减轻神经痛,每天口服泼尼松 20~30 mg,连用 3~5 天。同时帮助患者正确使用外用药,皮损渗出伴炎症时,可用 0.1% 乳酸依沙吖啶溶液局部冷湿敷,然后外涂糊剂或炉甘石洗剂加乳酸依沙吖啶软膏 0.5 g,以减少局部感染机会,外涂阿昔诺韦软膏或阿昔洛韦药水可缩短病程。

4.并发症护理

并发症主要是皮损处继发细菌感染,轻者用 0.1% 乳酸依沙吖啶溶液局部冷湿敷,每次 15~30 分钟,每天 2 次。外涂 0.5% 新霉素软膏、百多邦软膏、吉平软膏等。重者及时全身应用抗生素治疗,避免发生严重的神经痛后遗症。

(三)康复护理

嘱患者卧床休息,避免劳累,加强自身锻炼,提高机体免疫力。食用清淡易消化食物,保持皮肤清洁,更换软内衣,遵照医嘱按时用药。

第三节　真菌感染性皮肤病

一、头癣

(一)疾病概述

头癣是指毛发和头皮的皮肤真菌感染。临床上分为黄癣、白癣和黑点癣

3 种。头癣在我国常见的致病菌有 10 余种。黄癣主要的致病菌为许兰毛霉菌；白癣是铁锈色小孢子菌、犬小孢子菌；黑点癣为紫色毛霉菌、断发毛霉菌。致病菌主要通过直接或间接接触患者或其圈养的小动物，如狗、猫等家畜而传染。也可通过污染的理发工具或互戴帽子、共用枕巾、梳子等而传染。黄癣多见于儿童，成人或青年也可发生。皮疹初起为毛囊口炎性丘疹，后形成小脓疱，干燥后形成黄痂，如蝶状。除去黄痂后基底潮红，湿润糜烂，散发鼠尿样臭味。若不及时治疗，可破坏毛囊，最终形成永久性瘢痕性秃发。自觉瘙痒，病程缓慢。有继发感染时可伴发热，局部淋巴结肿大。白癣多见于学龄前儿童，皮疹初起为群集毛囊性丘疹，继而变成灰白色鳞屑性斑片，圆形或椭圆形，界限清楚，病发常失去光泽，在离头皮 2～4 mm 处折断，外周有白色菌鞘，这是因为真菌孢子寄生于发外形成，偶有轻度瘙痒，病程缓慢，亦可自愈，愈合后不留瘢痕。黑点癣儿童与成人均可发病。初起损害为大小不等的鳞屑斑点，病发露出头皮即折断，不形成菌鞘，残留断发桩形成黑点状，病程缓慢，此病至青春期部分患者可不治自愈。经久不愈的患者，因毛囊被破坏，愈合后留有瘢痕性脱发。除以上皮疹表现及自觉症状外，可行病发真菌镜检，必要时做真菌培养，主要是抗真菌治疗和对症处理。

(二)临床护理

1.一般护理

首先给患者剪去头发，每天用肥皂和温水洗头，患者用过的帽子、枕巾、床单、毛巾和梳子等物，应定期消毒以防再度感染或传染他人。

2.对症护理

瘙痒症状明显时，可内服抗组胺类药物，有继发感染时可加用抗生素治疗。

3.治疗护理

帮助患者正确使用外用药，每天外涂 2.5% 碘酊、孚琪软膏等。另外还应遵医嘱给内服抗真菌药物，如伊曲康唑、兰美抒、特比奈芬及酮康唑等。

4.并发症护理

继发细菌感染及淋巴结肿大时，可及时用抗生素及外涂抗生素软膏治疗。

(三)康复护理

指导患者正确用药并向患者及家属进行卫生宣传教育，嘱其做好个人卫生及公共卫生。患者的枕巾、面盆、毛巾、帽子、梳子等应专用，并定期煮沸消毒，对家养小宠物和疑有癣病要及时处理。对托儿所、幼儿园、小学校、理发店等应加强管理，监督卫生制度的实施。

二、手足癣

(一)疾病概述

指(趾)间及掌、足跖部位由真菌感染所致的癣分别称为手癣或足癣。由皮肤真菌感染甲板而引起的甲病称为甲癣。致病菌主要是毛霉,属表皮癣菌,多由红色毛霉、絮状表皮癣菌等所致。本病菌主要是通过接触传染,例如使用公共浴巾,穿公用拖鞋以及患者的鞋袜、手套等。甲癣常继发于手癣、足癣,其致病菌与手癣、足癣基本相同。足癣多见于成年人,夏季加重,秋季减轻。根据皮损表现可分3型。

1.鳞屑水疱型

最常见,可累及趾间、足底、足侧部位,反复出现针头大小丘疱疹及水疱,聚集或散在,瘙痒,疱干后脱屑,长久不愈。

2.浸渍糜烂型

常见于四、五趾间,皮肤浸渍发白,剥脱露出红色基底,有渗液。本型易继发细菌感染,并发急性淋巴管炎和丹毒等。

3.角化过度型

常见于足底及足跟部位,角质层增厚、表面粗糙、干燥、无汗。冬季皮肤易发生皲裂。手癣临床表现与足癣大致相同,但分型不如足癣明显。初起皮损时常为散在小水疱,而后干燥脱屑,皮肤粗糙,病久者表现角化过度,损害多限于一侧,自觉干燥,瘙痒不明显时有痛感。甲癣损害常由指(趾)甲甲板远端开始,逐渐向甲根部位发展,受累指(趾)甲多少不一,轻者1~2个,重者部分或全部指(趾)甲受累。表现甲板底层肥厚,表面失去光泽,呈灰白色或灰黄色,表面凹凸不平,甲板易变脆、增厚或翘起。甲板与甲床分离,堆积部分角蛋白碎屑。无自觉症状,病程缓慢,如不治疗,可多年不愈。

(二)临床护理

1.一般护理

皮损有渗出的患者首先用3%硼酸溶液,0.1%乳酸依沙吖啶溶液局部冷湿敷,每天2次,然后外涂糊剂。有继发细菌感染时首先应用有效的抗生素治疗。

2.对症护理

脚部多汗的患者可用醋酸铅液浸泡,然后保持脚部干燥,避免继发细菌感染。瘙痒难忍的患者,可口服抗组胺类药物,并及时外涂止痒药。

3.治疗护理

治疗以外用药为主,可用联苯苄唑、特比萘芬软膏、克霉唑软膏、孚琪软膏及药水,或其他抗真菌药物。甲癣累及范围少的患者可使用醋酸铅液浸泡,每天2次,然后可用小刀轻刮病甲,再外涂30％冰醋酸或5％乳酸碘酊液,每天2次。病甲较多的患者可内服伊曲康唑、兰美抒或酮康唑等药物。

4.并发症护理

细菌感染是手足癣的常见并发症,一旦发现应及时使用抗生素软膏或内服抗生素,预防伴发甲沟炎。

(三)康复护理

首先必须做好预防工作,向患者讲解手、足癣的发病原因和传染方式,嘱其经常注意个人卫生与公共卫生,不用公用拖鞋、浴巾,保持手、足局部干燥,勤换洗鞋袜,避免指(趾)甲外伤,预防癣病重复感染。

第四节 脓 疱 疮

一、疾病概述

脓疱疮是一种常见的由金黄色葡萄球菌或溶血性链球菌感染,具有接触传染的急性化脓性皮肤病。其致病菌主要为凝血酶阳性的金黄色葡萄球菌和乙型溶血性链球菌,少数为凝固酶阴性的白色葡萄球菌。某些外界环境,如温度高、出汗多和皮肤有浸渍现象时,细菌在皮肤上繁殖,从而发生本病。皮损好发于面部、头皮和四肢等暴露部位。面主要以口周、鼻孔附近及耳郭为主。初起为散在红斑或丘疹,很快变为水疱,并可迅速化脓混浊,呈粟粒至黄豆大小,周围绕以炎性红晕,疱壁薄,初丰满紧张,数小时或1～2天后可松弛,脓疱混浊下沉,呈半月状。疱易破裂露出糜烂面,干燥后形成黄色痂。可因自我传播向四周蔓延融合成片,自觉瘙痒。病程一般1周左右。如不及时治疗,可迁延数天。重症患者可伴高热,并伴有淋巴管炎,严重者引起败血症,有时可继发急性肾小球肾炎。此病多见于儿童,好发于夏秋季节。

二、临床护理

(一)一般处理

患者应隔离治疗,防止蔓延传播。局部选用 1‰～3‰ 硼酸溶液或 0.1% 乳酸依沙吖啶溶液冷湿敷,瘙痒症状明显患儿,避免进食辛辣、鱼虾食物,以免搔抓而加重病情。

(二)对症护理

瘙痒明显者选用抗组胺药物或外用止痒剂。

(三)治疗护理

首先对全身症状重,局部伴淋巴管炎,皮损面积较重或有发冷发热等全身症状的患者,根据药物敏感试验给予相应的抗生素。局部以杀菌消炎、止痒及干燥为原则。如疱壁完整时,外搽Ⅰ～Ⅱ号炉淀粉洗剂加乳酸依沙吖啶软膏 0.5 g,每天 3～4 次。若疱腔大,先用无菌注射器抽出疱液并浸以无菌棉球使疱液完全吸附后,再涂上述洗剂。若疱已破溃、结痂,局部可用 0.1% 乳酸依沙吖啶溶液或 1‰～3‰ 硼酸溶液外洗或冷湿敷,清除痂皮后外涂 0.5% 新霉素软膏、环丙沙星软膏、吉平软膏或百多邦软膏等。妥善处理患者用过的敷料和绷带。

(四)并发症护理

本病如不及时治疗,皮损迅速蔓延,重者可引起败血症或继发急性肾小球肾炎。首先选择有效的抗生素或联合应用抗生素,及时控制病情,并观察和预防并发症的发生。

三、康复护理

平时嘱患者注意保持皮肤清洁,讲究卫生,勤洗澡,勤换衣服,养成良好卫生习惯。保持皮肤干燥,避免搔抓,经常修剪指甲,除去污垢。如发现患病儿童应及时隔离,衣服、被褥及其用具及时消毒,以防接触传染。对身体虚弱而损害较重的患儿,应注意加强营养。

第五节 麻 风

一、疾病概述

麻风是由麻风分枝杆菌(简称麻风杆菌)感染引起的一种慢性传染病。主要侵犯皮肤、黏膜和周围神经。麻风杆菌主要是通过破损的皮肤、黏膜进入机体,少数可通过患者的衣物、日常用具间接传染。特别瘤型患者鼻腔的分泌物,通过咳嗽、打喷嚏射出的飞沫亦可造成传染。人对麻风杆菌有不同程度的自然获得性免疫。一般儿童免疫力较低,成人中绝大多数对此病菌有较强的抵抗力,不易受感染。麻风不胎传,也不遗传。根据临床、细胞、病理、免疫等方面的变化,将麻风分为以下几型。

(一)结核样型(TT)

皮损早期表现为边缘清楚的红色或浅色斑疹,表面干燥有鳞屑,伴有毳毛脱落,局部不出汗和明显的浅感觉障碍。好发面部、四肢、肩部和臀部等易受摩擦的部位。病情缓慢。周围神经在早期即受累,如耳大神经、尺神经、腓总神经变粗变硬,有压痛,常为单侧。久病的患者,受损神经支配区出现肌萎缩,严重时见爪形手、垂腕、指骨吸收及营养性溃疡等。畸形发生较早,查菌为阴性,麻风菌素试验强阳性,细胞免疫功能正常或接近正常。

(二)界线类偏结核样型(BT)

界线类偏结核样型(BT)是一种皮损分布广泛的多发的红色或浅黄色斑疹或斑块,边界清楚,在较大皮损边缘出现卫星状损害,表面光滑或上覆少量鳞屑。皮损以躯干、四肢、面部为多,浅感觉障碍出现较 TT 稍迟且轻。眉毛一般不脱落,黏膜、淋巴结、睾丸、眼及内脏受累较少而且轻微。查菌为阳性,麻风菌素试验弱阳性或可疑,细胞免疫功能比正常人低。

(三)中间界线类(BB)

皮损具有多形性和多色性。损害以斑块、浸润和结节等为特点。颜色呈橘黄色、棕褐色或红色。皮损边缘部分清楚或部分模糊,表面光滑触之较软,分布广泛不对称。神经受累后,浅感觉障碍比 TT 轻,眉毛不脱落,可同时侵犯黏膜、淋巴结、眼及内脏。查菌阳性,麻风菌素试验阴性,细胞免疫功能介于 TT 和 BT

之间。

(四)瘤型(LL)

该型患者对麻风杆菌缺乏免疫力,麻风杆菌侵入人体后大量繁殖,并且经淋巴管或血液循环播散全身,所以发展快。各个器官相继受累,随着病情发展,临床可分早、中、晚期。

1.早期瘤型(L_1)皮损

早期瘤型(L_1)皮损为浅黄色或淡红色斑,边缘不清,多发于面部、躯干、四肢。浅感觉出现稍迟钝或正常,有蚁行感或微痒。眉毛外方稀疏,鼻黏膜充血、肿胀或糜烂,内脏受累不明显。

2.中期瘤型(L_2)皮损

中期瘤型(L_2)皮损分布更广泛,浸润更明显,随着病情发展相继出现大小不等的结节。浅感觉障碍,四肢出现运动障碍,畸形较少。有时可发现足底营养性溃疡。眉、发脱落明显,淋巴结、肝、脾脏肿大,也可累及睾丸。

3.晚期瘤型(L_3)皮损

晚期瘤型(L_3)皮损呈弥漫性,深部浸润伴有暗红色结节。面部由于多数结节或斑块融合而形成大片凹凸不平的损害,形如狮面。皮肤萎缩,头发大部分脱落,出现面瘫、畸形,伴肿大的淋巴结、器官及内脏损害。

二、临床护理

(一)一般护理

积极开展有关麻风防治的科学知识讲座和宣传教育活动,消除社会上对麻风患者的歧视和恐惧心理。帮助患者树立治疗的信心和决心,嘱其耐心地配合治疗,注意休息、杜绝外伤、禁止酗酒,加强营养,提高机体的抵抗力和免疫力。

(二)对症护理

感觉障碍是麻风最常见和较早期的症状,要及时地用药治疗以及辅以理疗和功能训练。

(三)治疗护理

主要采用联合用药的治疗原则。

1.常用的药物

(1)氨苯砜每片 50 mg,成人开始时 50 mg/d,1 个月后改为 100 mg/d,每服 6 天停 1 天,连服 3 个月停药 2 周,为 1 个疗程。以后按上法用至病愈。服药期间偶有溶血性贫血、药疹、胃肠道不适、肝炎、粒细胞减少及精神障碍等。

（2）苯丙砜开始 0.5 g/d,以后每 2 周增加 0.5 g,最大量不超过 2 g/d,服 6 天停 1 天,注意事项、不良反应同氨苯砜。

（3）丁氨苯硫脲每片 0.25 g,成人 0.5～2 g/d,逐渐增加用量,连服 3 个月,停药 1～2 周,长期服药会产生耐药性。

（4）氨硫脲每片 25 mg,开始每天量为 25 mg,以后每 4 周日量增加 25 mg,增至 100 mg 为止。每周服药 6 天停药 1 天,每服 3 个月停药 2 周。此药有中性粒性细胞减少的不良反应。

2.联合化疗

（1）多菌型麻风治疗方案:利福平 600 mg,每天 1 次,一定要看着患者服下。氯法齐明(B663)300 mg,每月 1 次。此疗程至少 24 个月,每月随访,如有可能治疗至细菌转阴为止。

（2）少菌型麻风治疗方案:利福平 600 mg,每月 1 次,一定要看着患者服下。氨苯砜 100 mg,每天 1 次,口服。此疗程为 6 个月,可在 9 个月内完成。

（3）麻风反应的治疗:除严重的麻风反应外,不必停服原用的抗麻风药物。反应停(酞咪派啶酮)300～400 mg/d,直至反应控制后逐渐减量至 50 mg/d 维持。本病可致畸胎,故孕妇禁用,育龄妇女慎用。此药可出现中毒性神经炎、白细胞计数减少、心率减慢、口干、嗜睡、疲乏等不良反应。皮质激素:泼尼松或地塞米松 6～12 片/天,内服,症状控制后逐渐减量直至停用。或用氢化可的松 100～300 mg 或地塞米松 5～15 mg,加入 5%～10%葡萄糖液 500～1 000 mL 内,静脉滴注,每天 1 次。氯法齐明(B663)开始 200～500 mg/d,待症状控制后减为 100～200 mg/d 维持量。

（四）并发症护理

主要是足底溃疡,不易愈合。可用 3%硼酸溶液或 0.1%乳酸依沙吖啶溶液局部冷湿敷,外涂抗生素软膏如百多邦软膏、吉平软膏等。积极预防感染,保持局部清洁,注意卧床休息,避免外伤,改善局部血液循环。如果发现畸形,首先按照功能情况,多做局部运动,加强功能锻炼,并酌情选用理疗、针灸或外科矫正手术等。如伴有虹膜睫状体炎,给予白天每小时滴 1%氢化可的松眼药水 1 次和（或）黏膜下注射氢化可的松,晚上用氢化可的松眼膏。为预防虹膜发生粘连应及时采用阿托品类扩瞳药等。

三、康复护理

首先积极宣传有关麻风防治的科学知识,开展群防群治工作。向患者讲明巩固治疗对治愈疾病的意义,并及时对已治愈的患者进行随访观察,对查菌阳性患者进行隔离治疗。告诉患者畸形不是麻风的必然结果,而是可以预防的。对麻风患者的家属和密切接触者,应定期进行健康检查,必要时可接种卡介苗或给予氨苯砜或二乙氨砜进行预防性服药。一旦发现可疑应及时治疗。

第六节 性 病

一、梅毒

(一)疾病概述

梅毒是 16 世纪初传入我国的一种危害性极大的性传播疾病,可累及多个系统、多个脏器,属于慢性传染性疾病。梅毒的病原体为梅毒螺旋体。人是梅毒的唯一传染源。梅毒的传播途径有多种,95％以上通过性接触传染。其他传染途径有胎盘传染、产道传染、输血感染及间接接触感染。未经治疗的患者在感染后的 1～2 年内具有强传染性,随着时间延长,传染性越来越小,感染 2 年以上,一般传染性较小。

梅毒根据传染途径的不同分为获得性(后天)梅毒和胎传(先天)梅毒。根据病程长短分为早期(<2 年,<2 岁)梅毒和晚期(>2 年,>2 岁)梅毒。获得性早期梅毒又分为一期梅毒和二期梅毒。

1.获得性梅毒(后天梅毒)

(1)一期梅毒主要症状为硬下疳。发生于不洁性交后 2～4 周,出现于梅毒螺旋体侵入处,大多发生于外生殖器部位。其特点:损害一般单发,为 1～2 cm 大小高出皮面的糜烂面,边界清楚,表面清洁,触诊软骨样硬度,无自觉症状,不经治疗可在 3～8 周内自然消退。

(2)二期梅毒是梅毒螺旋体由局部淋巴结进入血液,在人体内大量播散后出现的全身表现,一般发生在感染 7～10 周或硬下疳出现后 6～8 周。二期梅毒主要表现为皮肤黏膜损害,可见斑疹性、丘疹性、脓疱性梅毒疹。扁平湿疣是特殊的丘疹性梅毒疹。黏膜损害多见于口腔、舌、咽或外生殖器黏膜,表现为黏膜炎或黏膜斑。二期梅毒也可有骨、眼、神经系统及内脏损害。

(3)三期梅毒(晚期梅毒),早期梅毒未经治疗或治疗不充分,经过 3～4 年甚至 20 年潜伏期,40％梅毒患者发生三期梅毒。三期梅毒除皮肤黏膜、骨损害外,还可侵犯内脏,特别是心血管及中枢神经系统,传染性小,梅毒血清反应阳性率低。皮肤黏膜损害表现为结节性梅毒疹、树胶肿,心血管梅毒表现为主动脉炎、主动脉瓣关闭不全、主动脉瘤、冠状动脉狭窄或闭塞、心肌梅毒树胶肿等。神经梅毒表面为脑膜血管型、脊髓痨、麻痹性痴呆等。

2.先天梅毒(胎传梅毒)

先天梅毒由胎儿在母体经血源途径感染所致。先天梅毒不发生硬下疳,常有较严重的内脏损害,对胎儿的健康影响很大,病死率高。

(1)早期胎传梅毒:于 2 岁内发病。患儿通常早产,营养不良,皮肤干皱脱水呈老人貌。皮肤黏膜损害与后天二期梅毒大致相似。其他有梅毒性鼻炎、骨梅毒、内脏及神经梅毒等。

(2)晚期先天梅毒:2 岁以后发病,损害大致与晚期后天梅毒相似,其中以角膜炎、骨和神经系统损害最常见,心血管梅毒罕见。其标志性损害有哈钦森齿、桑葚齿、胸锁关节增厚征、佩刀胫、孔口周围放射状皲裂瘢痕、基质性角膜炎、神经性耳聋等。

3.潜伏梅毒

凡有梅毒感染史、无临床症状或临床症状及体征已消失,梅毒血清反应阳性者称为潜伏梅毒。

梅毒的诊断根据感染史、系统全面体检及实验室检查(梅毒螺旋体检查、非苍白螺旋体抗原血清试验、苍白螺旋体抗原血清试验)确诊。梅毒的治疗原则为及时及早治疗,规范足量用药,治疗后留足够时间追踪观察。青霉素为首选。常用普鲁卡因青霉素 G 及苄星青霉素 G。青霉素过敏者口服盐酸四环素、红霉素或多西环素。心血管梅毒、神经梅毒、先天梅毒可用水剂青霉素。

(二)临床护理

1.一般护理

除心血管、神经梅毒及早期先天梅毒外,一般在门诊治疗。普通饮食。早期梅毒传染性强,应尽快治疗。早期梅毒部分患者因社会因素,表现为恐惧、抑郁、焦虑、自责甚至有自杀倾向,医务人员应真诚相待,避免采取歧视态度,使患者树立战胜疾病的信心以配合治疗。积极向患者宣教性病防治知识,使其了解应用避孕套安全性行为能预防大多数性病。注意家庭成员之间的预防,接触皮损的衣物应用 1∶10 漂白粉浸泡 10 分钟消毒或煮沸消毒。治疗期间严禁性生活,未彻底治愈前,应采取安全的性交方式。患者有义务通知性伴或配偶接受检查。

告诫患者按医嘱定期复查,以免复发累及重要脏器。医护人员注意保护自身,接触患者应戴手套穿隔离衣,严防皮肤外伤受感染。

2.病情观察

梅毒皮肤黏膜损害经系统正规治疗后很快消退,但即使如此,也应定期观察,包括全身体检及梅毒血清试验 C,常用快速血浆反应素环状卡片试验(RPR),以了解是否治愈或复发。早期梅毒治疗后第 1 年每 3 个月复查 1 次,以后每半年复查 1 次,连续 2～3 年。如 RPR 由阴性转为阳性,或滴度升高 2 个稀释度(如由 1∶2 升为 1∶8),属于血清复发或症状复发,均应加倍剂量复治。晚期梅毒治疗后复查同早期梅毒,但应观察 3 年。血清反应固定阳性者,应做神经系统检查及脑脊液检查。神经梅毒复查时应做脑脊液检查,直到脑脊液正常,此后每年复查 1 次,至少 3 年。妊娠梅毒治疗后,分娩前每月复查 RPR 试验,分娩后观察同其他梅毒。其所生婴儿要观察到 RPR 阴性为止。如发现滴度升高或有症状发生,应立即进行治疗。

3.治疗护理

早期梅毒一般应用苄星青霉素 G(长效西林)$2.4×10^6$U,分两侧臀部肌内注射,每周 1 次,共 2～3 次;或普鲁卡因青霉素 G $8×10^6$U 肌内注射,每天 1 次,连续 10～15 天,总量$(8～12)×10^6$U。青霉素过敏者,口服盐酸四环素(或红霉素),每天 4 次,连续 15 天,或口服多西环素,每天 2 次,连续 15 天。部分梅毒患者首次用药后数小时至 24 小时(通常 3～12 小时)出现流感样症状,体温升高,全身不适,梅毒损害暂时加重,内脏及中枢神经系统梅毒症状显著恶化,可危及患者生命,此现象称为吉海反应。吉海反应是由短时间内杀死大量螺旋体释放较多异性蛋白或毒素所致。为了预防吉海反应,青霉素可由小剂量开始逐渐增加到正常量。对于神经梅毒、心血管梅毒,可以在治疗前给予短疗程泼尼松治疗,每天 30～40 mg,分次给药,连用 3 天。若吉海反应已发生,给予类固醇皮质激素及抗休克治疗。

(三)康复护理

宣传性传播疾病预防知识。注意个人卫生,洁身自爱,避免再感染性病。由于梅毒生殖器部位的溃疡、糜烂,局部屏障功能降低,容易受到人类免疫缺陷病毒(human immunodeficiency virus,HIV)感染,也增加了 HIV 传播的机会,应引起医务人员及全社会的高度重视。应加强婚前及产前检查,梅毒患者治愈后才能结婚生育,以保护第二代。

二、获得性免疫缺陷综合征

(一)疾病概要

获得性免疫缺陷综合征简称艾滋病,由 HIV 所引起的致命性慢性传染病。目前已知 HIV 有两型,即 HIV-1 和 HIV-2。两者均可引起艾滋病,均属单链 RNA 病毒。患者和无症状病毒携带者为本病的传染源。传播途径主要通过性接触、注射途径、母婴传播和其他途径如器官移植、人工授精等传染,医护人员被有污染的针刺伤或通过破损皮肤受传染。自从1981 年美国报告首例艾滋病以来,目前已有 150 个以上国家发生本病。据世界卫生组织统计,2001 年 9 月底前全世界感染 6 000 万,死亡 2 200 万,我国感染28 133 例,包括艾滋病患者 1 208 例,死亡 641 例,估计实际感染人数超过 60 万。发病机制主要是 CD_4^+T 淋巴细胞在 HIV 直接和间接作用下,细胞功能受损和大量破坏,导致细胞免疫缺陷。

艾滋病潜伏期较长,一般认为 2～10 年发展为艾滋病。HIV 侵入人体后可分为急性感染,无症状感染,持续性全身淋巴结肿大综合征。

艾滋病临床表现:①体质性疾病,即发热、乏力、厌食、盗汗、消瘦等症状。除全身淋巴结肿大外,可有肝、脾肿大,称为艾滋病相关综合征。②神经系统症状,出现头痛、癫痫、进行性痴呆、下肢瘫痪等。③由于免疫缺陷出现的各种机会性病原体感染,包括卡氏肺孢子虫、弓形虫、隐孢子虫、念珠菌、结核分枝杆菌、巨细胞病毒、疱疹病毒、EB 病毒感染等。④因免疫缺陷而继发肿瘤,如卡氏肉瘤、非霍奇金病等。⑤免疫缺陷并发其他疾病,如慢性淋巴性间质性肺炎等。根据流行病学资料、临床特征、实验室血清学检查、分子生物学检查等可以诊断。目前认为早期抗病毒治疗是关键,它既能缓解病情,减少机会性感染和肿瘤,又能预防和延缓艾滋病相关疾病的发生。

(二)临床护理

1.一般护理

及时发现患者及无症状携带者,并做好隔离工作,对患者的血液及体液进行严格的消毒处理。加强性道德教育和医疗器械的消毒,推广一次性医疗用品,防止医源性传播。发生致病菌感染时应绝对卧床休息,给高热量、高蛋白、高维生素、易消化食物。不能进食者给静脉输液,注意维持水、电解质平衡。

2.病情观察

(1)观察体温、脉搏、呼吸及血压变化:①高热可能与机会性感染有关,在选用敏感抗生素的同时鼓励患者多喝水,必要时静脉补液,防止水、电解质平衡紊乱。②呕吐严重者,伴剧烈头痛,血压升高,脉缓且洪大,呼吸不规律,考虑隐球菌性脑膜炎的可能,及时通知医师,并做好抢救和治疗的准备。③如患者出现发热、呼吸急促、发绀,可能有肺孢子虫肺炎的感染,或巨细胞病毒、结核分枝杆菌、念珠菌等肺部感染。

(2)观察体质性疾病的变化:如发热、乏力、盗汗、厌食、体重下降、慢性腹泻、易感冒等症状。

(3)观察严重免疫缺陷的变化:出现各种机会性感染时,要及时通知医师,医师要合理应用抗生素进行治疗。

(4)观察皮肤黏膜的变化:卡氏肉瘤常侵犯下肢皮肤和口腔黏膜,表现紫红色或深蓝色浸润斑或结节,可融合成大片。此外,口腔毛状白斑,常为念珠菌口腔感染;疱疹病毒感染、尖锐湿疣是常见的外阴感染。发现上述变化,通知医师做必要的治疗准备。

3.对症护理

皮肤黏膜受损处,保持皮肤清洁干燥,对卧床患者,每2小时翻身1次,按摩改善骨隆处皮肤血液循环。注意口腔卫生,必要时服用抗生素,防止继发感染。呼吸困难的患者可用氧气吸入。

4.治疗护理

(1)有人称艾滋病为"世纪性疾病""超级癌肿",因此,患者多表现为精神紧张和恐惧心理,或悲观甚至绝望等。医护人员多与患者沟通,了解生活习惯、困难和要求,给予心理上支持,鼓励患者表达自己的感受,如社会歧视、经济承受力、生活困难及恐惧和绝望心理等,向患者解释治疗方案及治疗达到的效果,努力减轻患者的痛苦,增强患者战胜疾病的信心,使患者积极参与治疗,尽快恢复或减轻痛苦。

(2)抗病毒治疗:①目前抗 HIV 的药物可分为三大类。核苷类反转录酶抑制剂,选择性抑制 HIV 反转录酶,并掺入复制的 DNA 链中,从而抑制 HIV 的复制和转录,代表药物包括齐多夫定、双脱氧胞苷、双脱氧肌苷、拉米夫定和司他夫定;非核苷类反转录酶抑制剂,主要作用于逆转录酶的某个位点,使其失去活性,从而抑制 HIV 复制,主要制剂有奈非雷平;蛋白酶抑制剂,通过抑制蛋白酶阻断 HIV 复制和成熟过程中所必需的蛋白质合成,从而抑制 HIV 的复制,此类药物包括英地那韦、奈非那韦、沙奎那韦和利托那韦。在应用抗病毒药物治疗时注意:单一用药易诱发 HIV 突变,产生耐药性,因而目前主张联合抗病毒治疗。用二联、三联或四联,选择作用不同位点并且不良反应小的药物联合。抗病毒治疗的时机:当外周血 HIV 负荷量达每毫升 1 000～10 000 拷贝以上时应进行抗病毒治疗。对无症状患者 CD_4^+T 细胞低于 $0.5×10^9/L$ 和有症状患者均应抗病毒治疗。②免疫调节治疗:基因重组 IL-2、IL-12 及胸腺素 α1(Tα1)等与抗病毒药物同时应用。③并发症治疗:卡氏肺孢子虫肺炎可用戊烷脒治疗或用复方磺胺甲噁唑治疗;卡氏肉瘤可用 AZT 和干扰素联合治疗;隐孢子虫感染可用螺旋霉素治疗。④隐球菌性脑膜炎,可用两性霉素 B 或氟康唑治疗;巨细胞病毒感染可用更昔洛韦治疗。

(三)康复护理

艾滋病患者经过临床对症治疗和抗病毒治疗及护理,病情可明显缓解,不能完全根除,需加强护理。

(1)饮食指导:艾滋病是由 HIV 感染所致,常并发肿瘤和各种机会性感染,消耗严重。为患者提供足够的营养,使之保持良好的营养状态,增强抗病力。

(2)注意休息,为患者提供良好的休息环境,鼓励患者提高战胜疾病的信心,适当进行一些力所能及的活动。

(3)心理疏导:患者因害怕将疾病传染给家人或遭到家人遗弃而产生犯罪感、绝望感甚至自杀念头。因此,医护人员应与患者谈心,了解他们的感受,做好心理疏导。对患者来说最有效的措施是让患者回归正常生活(学习、工作、娱乐、交往),并使其得到家人和社会的支持。

参 考 文 献

［1］任潇勤.临床实用护理技术与常见病护理［M］.昆明:云南科技出版社,2020.

［2］武永芳,李鸿杰,李霞.临床实用医学诊疗与护理研究［M］.汕头:汕头大学出版社,2019.

［3］李雪,耿宗友.护理［M］.北京:中国协和医科大学出版社,2019.

［4］高梦颖.护理常规与护理技术［M］.北京:科学技术文献出版社,2019.

［5］蔡华娟,马小琴.护理基本技能［M］.杭州:浙江大学出版社,2020.

［6］吴欣娟.临床护理常规［M］.北京:中国医药科技出版社,2020.

［7］徐月秀.临床护理新思维［M］.天津:天津科学技术出版社,2018.

［8］刘海霞.外科护理［M］.北京:科学出版社,2019.

［9］狄树亭,董晓,李文利.外科护理［M］.北京:中国协和医科大学出版社,2019.

［10］刘爱平,袁春霞.内科护理［M］.长沙:中南大学出版社,2019.

［11］张金华.基础护理［M］.郑州:郑州大学出版社,2019.

［12］黄欢.临床护理路径［M］.昆明:云南科技出版社,2018.

［13］池末珍,刘晓敏,王朝春.临床护理实践［M］.武汉:湖北科学技术出版社,2018.

［14］李霞.基础护理［M］.郑州:郑州大学出版社,2019.

［15］鲁昌盛.外科护理［M］.长沙:中南大学出版社,2019.

［16］胡昌俊.临床医学与护理概论［M］.昆明:云南科技出版社,2018.

［17］伍海燕,贺大菊.临床护理技术实践［M］.武汉:湖北科学技术出版社,2018.

［18］李勇,郑思琳.外科护理［M］.北京:人民卫生出版社,2019.

［19］王为民.内科护理［M］.北京:科学出版社,2019.

［20］喻思红.护理技术［M］.北京:高等教育出版社,2019.

［21］周剑忠,渠海峰,郝春艳.外科护理［M］.武汉:华中科技大学出版社,2019.

［22］邱琛茗,李丽,陈红,等.临床护理基础和护理实践［M］.北京:科学技术文献出版社,2019.

［23］曹卫平.护理研究［M］.北京:科学技术文献出版社,2019.

［24］郭丽红.内科护理［M］.北京:北京大学医学出版社,2019.

［25］石会乔,魏静.外科疾病观察与护理技能［M］.北京:中国医药科技出版社,2019.

［26］张宏.现代内科临床护理［M］.天津:天津科学技术出版社,2018.

［27］周霞.基础护理与专科护理操作［M］.北京:科学技术文献出版社,2019.

［28］王晓红.基础护理与常见疾病护理［M］.北京:科学技术文献出版社,2019.

［29］王丽萍.现代护理实践与护理技能［M］.天津:天津科学技术出版社,2019.

［30］许湘红,李艳容.外科疾病护理常规［M］.北京:科学技术文献出版社,2018.

［31］陈敏.外科护理［M］.南京:江苏凤凰教育出版社,2019.

［32］赵霞.临床外科护理实践［M］.武汉:湖北科学技术出版社,2018.

［33］王慧玲.护理概论［M］.北京:高等教育出版社,2019.

［34］宋美茹.最新内科护理精要［M］.天津:天津科学技术出版社,2018.

［35］蒋红,顾妙娟,赵琦.临床实用护理技术操作规范［M］.上海:上海科学技术出版社,2019.

［36］陈珍,李永顺,陈志勇.晚期肺癌护理中优质护理的应用效果观察［J］.基层医学论坛,2020,24(6):816-818.

［37］袁小辉.冠状动脉粥样硬化性心脏病的护理干预分析［J］.中国现代药物应用,2019,13(18):127-128.

［38］杨淑月.急性心肌梗死护理过程中预见性护理的效果观察［J］.按摩与康复医学,2020,11(1):71-72.

［39］胡方瑞,刘明涛,马晓瑞.内镜下微创治疗食管异物的护理［J］.全科护理,2019,17(29):3662-3663.

［40］方金菊,朱晓莉,叶明,等.优质护理在心胸外科护理中的应用效果分析［J］.中国药物与临床,2019,19(13):2301-2302.